dr. med. ulrich
strunz

die neue
diät *forever young*
das
fitnessbuch
mehr energie durch metabolic power

HEYNE ‹

dr. med. ulrich
strunz

die neue diät

forever young

das fitnessbuch

mehr energie durch metabolic power

das clevere profi-programm zur maximalen fettverbrennung
schöner, jünger, gesünder mit dem minuten-muskel-training

HEYNE

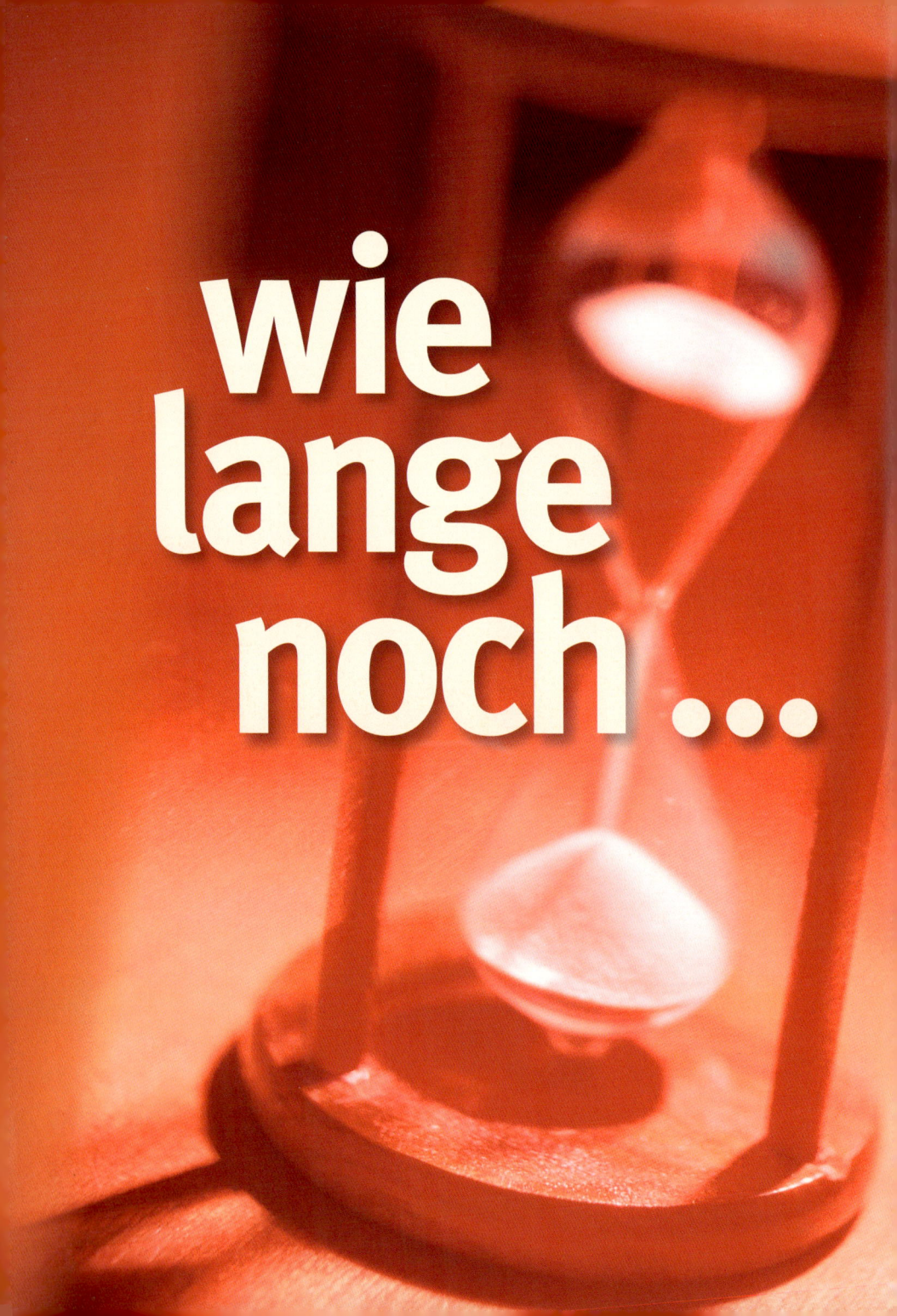

... wollen sie
durchs leben schleichen, schlurfen,
sich mühselig schleppen?

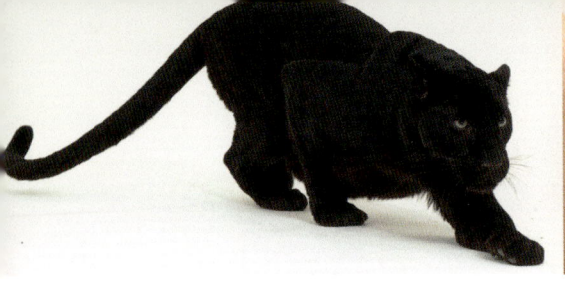
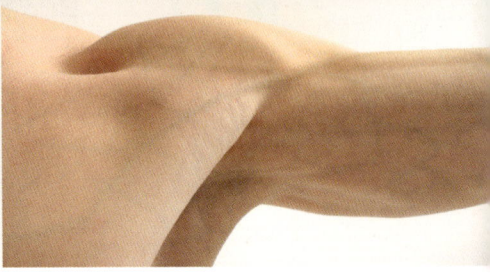

8	Vorwort

10 energie kann man machen – jetzt

12	**Der Muskel – unsere Energiequelle**
15	Warum eigentlich Muskeln?
16	Leben ist Bewegung
18	Muskeln macht man am Schreibtisch
20	Einfach mehr Energie-Kraftwerke
21	Das Geheimnis des Erfolgs
26	Der Muskel unter dem Mikroskop
28	**Der Muskel schenkt uns ewige Jugend**
31	Der junge Muskel …
33	Sarkopenie – oder 120 werden?
36	**Der Muskel produziert Medizin**
39	Was der Muskel noch alles kann
42	**Der Muskel macht schlank**
50	**Schönheit kommt von innen**
52	BMI mal anschaulich
55	Problemzonen unantastbar?
57	Beautyful is powerful
58	**Der Muskel schenkt Ihnen Hormone**
64	**Metabolic Power und der Muskel**
67	Muskelfutter
68	**Warum der Muskel Eiweiß mag**
73	Doping der erlaubten Art
82	**Und nun, federn Sie durchs Leben**

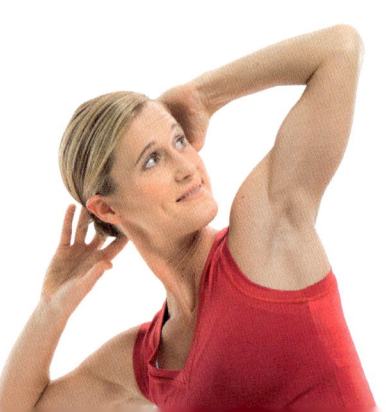

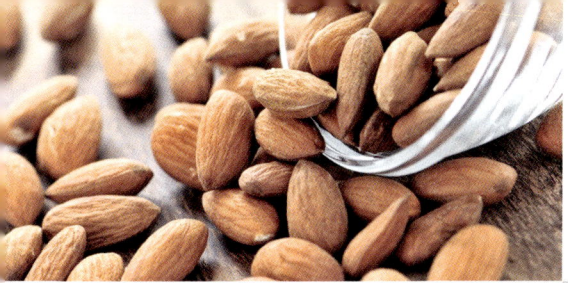

INHALT

- **90 sieben übungen stärken von kopf bis fuß ...**
  - 92 Die Gebrauchsanleitung für Ihren Muskel
  - 94 Die Grundregeln
  - 98 Der Stütz
  - 102 Die Schraube
  - 106 Das Boot
  - 110 Der Drückeberger
  - 114 Die intelligente Kniebeuge
  - 118 Der Dipp
  - 122 Der Baum

- **126 noch mehr übungen ...**
  - 128 Übungen im Liegen
  - 138 Übungen im Sitzen
  - 146 Übungen im Stehen

- **156 jaaa! dehnen sie!**
  - 159 Kleines Dehn-1x1
  - 160 Die Profi-Dehnrunde

- 170 Impressum/Bildnachweis
- 171 Sachregister

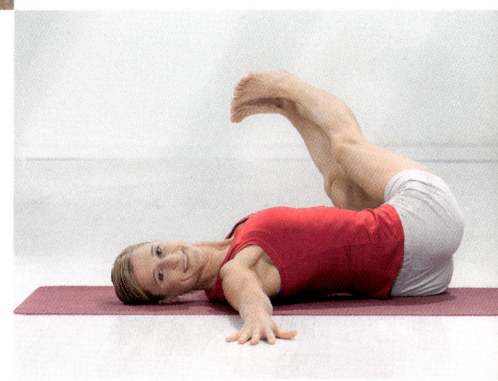
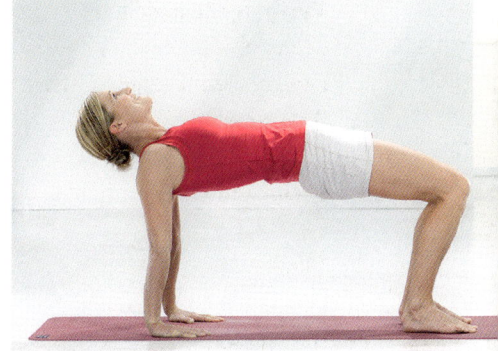
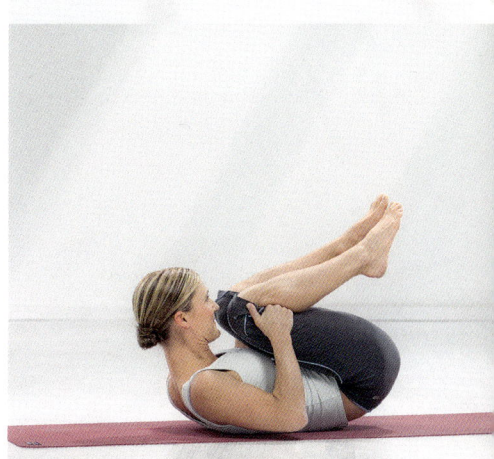

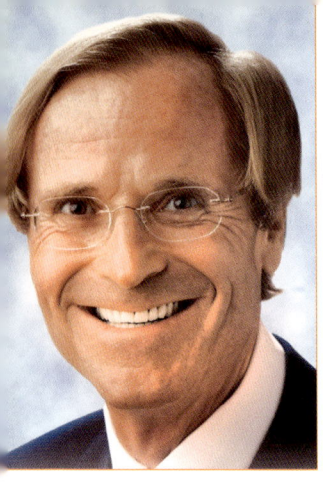

Vorwort

»Muskeln besitzen einen ungeahnten Einfluss: Sie verjüngen, regen den Fettabbau an und beeinflussen das Immunsystem. Wer sie kräftigt, steigert sogar seine geistigen Fähigkeiten.« Zitat aus Focus. Überschrift »Die Heilkraft der Muskeln«. Frag ich Sie spontan: Welche Muskeln? Zeig her!

In der Regel peinliches Schweigen.

Natürlich wissen Sie, dass der menschliche Körper mit dem 30. Lebensjahr beginnt, Muskeln zu verlieren. Jahr für Jahr. Unausweichlich. Fett lagert sich ein, Energie verschwindet. Und natürlich kennen Sie die Rettung. Das lästige Fitnessstudio. Lästig. Ich bin da völlig auf Ihrer Seite. Dabei könnte das Leben so leicht sein. Mit einem kleinen bisschen mehr Wissen.

Der Muskel ist unser Metabolic-Power-Motor. Unser Stoffwechsel schnurrt für die gertenschlanke Figur, für Energie, für Jugend, für Gesundheit. Heißt: Der Körper macht's doch selbst. Der hat die Metabolic Power doch schon seit Geburt eingebaut. Darum hatte bislang unser Bemühen um eine schlanke Linie, um mehr Fitness, um mehr Energie (all das hängt ja zusammen) einen völlig falschen Ansatz. Darum hat's ja auch nie geklappt. Aus zwei Gründen.

1. Wir haben den Motor für Fettverbrennung (Metabolic Power) alle zwei Stunden abgeschaltet. Mit Minimengen an Kohlenhydraten. Dann haben wir uns gewundert, dass wir partout nicht abnehmen.

2. Wir glaubten uns anstrengen zu müssen. Dabei macht es der Körper doch selbst. Er braucht halt nur Muskeln. Wir können die Metabolic Power verbessern, beschleunigen, vervielfachen. Durch einen größeren Motor. Vom 2-Zylinder zum 12-Zylinder tunen. Der fährt besser, geschmeidiger – und verbrennt mehr.

Nur: Anstrengen sollten wir uns halt nicht! Auch was das Thema »Muskeln machen« betrifft, müssen wir umdenken. 90 Minuten Muskeltraining ist nur was für Profis. Der Normalmensch ist nach 5 Minuten platt.

So ein Normalmensch war ich bis vor kurzem auch. Ich wollte nach einem Unfall schnell wieder zu Kräften kommen. Und da habe ich den

VORWORT

ganzen Tag an meine Muskeln gedacht. Immer mal wieder. Kurz. So zwei Minuten. Das Ergebnis war frappierend. Glauben Sie nicht? Probieren Sie es aus! Jetzt gleich! Auch Sie ernten: mehr und kräftigere Muskulatur, einen aktiveren Stoffwechsel, verstärkte Fettverbrennung und – ganz wichtig – weniger Schmerzen. Von der Energie, die Sie wieder haben, mal ganz abgesehen. Dafür brauchen Sie natürlich besondere Übungen. Solche, in die das Wissen der Sportwissenschaft einfließt – und ein bisschen Yoga. Magische Übungen eben. Die finden Sie in diesem Buch.

Wir Ärzte sehen den Muskel heute ganz anders

Heute sprechen wir vom »Jahrzehnt des Muskels«. Und erfahren täglich von der Wissenschaft Neues, Unerhörtes, Verblüffendes ... Unsere Muskeln sind viel, viel wichtiger, als wir bisher glaubten, für jugendliche Gesundheit. Die Forscher können das benennen mit Namen wie Interleukin oder BDNF – darüber lesen Sie in diesem Buch. Aber mir ist wichtiger: Spüren Sie! Wer tagsüber immer mal wieder an seine Muskeln denkt – und sie benutzt –, gewinnt sofort Energie für Körper und Geist und verjüngt den gesamten Organismus. Der Muskel kann mehr, als Sie auch nur ahnen ... Er schenkt Ihnen Selbstbewusstsein, Entspannung, Fröhlichkeit.

Kümmern Sie sich einfach um das größte und geheimnisvollste Organ Ihres Körpers. Den Muskel. Der Glückshormone produziert. Der Antriebshormone freisetzt. Der Ihr Immunsystem überhaupt erst funktionieren lässt. Ihr lästiges Fett so ganz nebenbei auffrisst. Sie schlanker macht. Ihr Bindegewebe strafft. Ihre Jugendhormone stimuliert. Sie schöner macht. Kümmern Sie sich um Ihren Muskel, täglich, öfter, das Organ, das Sie wohlig »Aah!« sagen und lächeln lässt.

Und das Beste daran: Nur sieben Übungen täglich machen Ihnen einen idealen Körper – so wie Sie ihn schon einmal hatten: als Kind. Ganz nebenbei. Und Sie wissen ja, wie Kinder sind: Sie wollen immer »mehr«.

Ich wünsche Ihnen viel Spaß!
Herzlichst Ihr

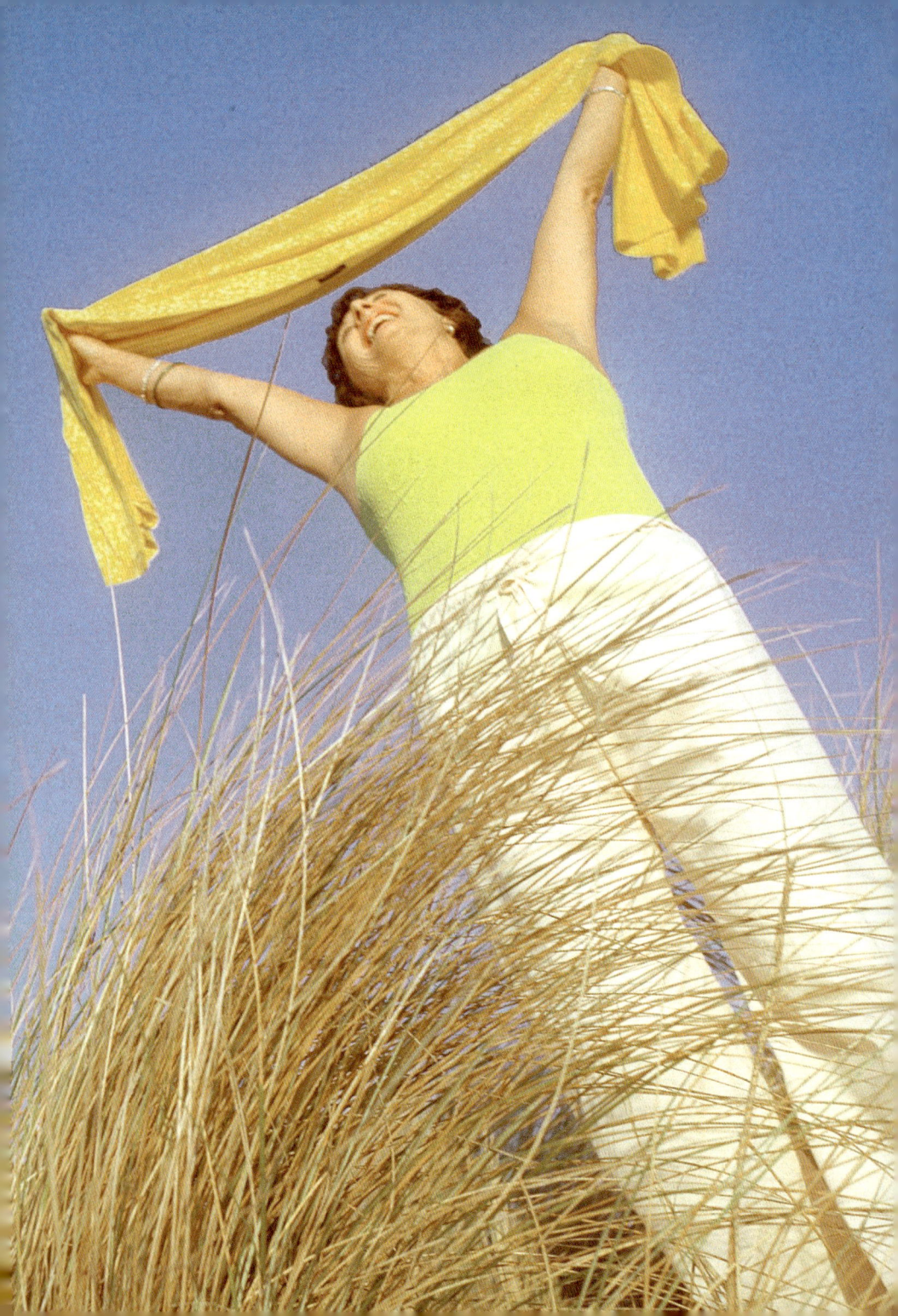

energie
kann man machen
– jetzt

Füße auseinander, breitbeinig hinstellen, auf die Zehenspitzen gehen. Arme seitwärts nach oben führen, ein Stück über Schulterhöhe. Strecken Sie sich aus der Wirbelsäule heraus, mit dem Hinterkopf gen Himmel. Nun heben Sie das Kinn leicht an, Brust rausstrecken. Den Körper von den Zehen bis zum Scheitel unter Spannung halten. **Zehn Sekunden strecken.** Dabei tief und regelmäßig atmen. Und alles locker lassen. **Wie fühlen Sie sich?** Selbstbewusster? Frisch, energiegeladen?

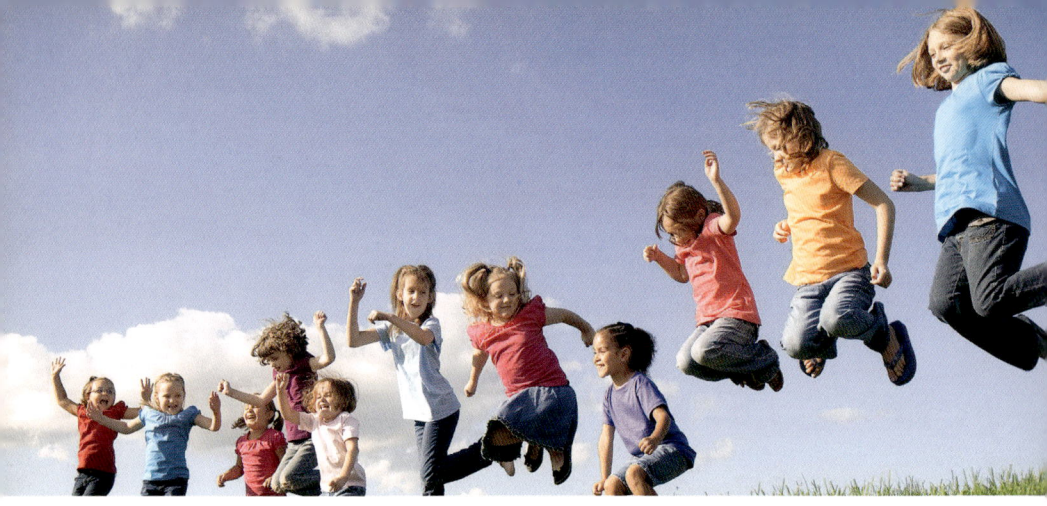

Der Muskel – unsere Energiequelle

Wir wissen. Wir wissen doch ganz genau. Wir wissen, wie man schlank … würde. Wie man fit … würde. Wie man einen straffen, glatten, knackigen Körper bekommen … könnte. Wir wissen sogar, wie man Glückshormone erzeugen … könnte. Wie man das Gehirn, also das neuronale Netz, sogar vergrößern … könnte. Und ganz genau wissen wir, wie man keinen Krebs bekommen … bräuchte. Wie man Herzinfarkt und Schlaganfall vermeiden … könnte. Wie man Diabetes mit Sicherheit nicht … bekäme.

Wir wissen – und tun trotzdem nichts Wir wissen doch alles. Weshalb tun wir's dann nicht? Weshalb gibt es dann immer noch unglückliche übergewichtige, beklagenswert kurzatmige, unzufriedene, vergrämte vorzeitig gealterte Menschen? Weshalb gibt es überflüssiges Krebsleid, Menschen nach Schlaganfall im Rollstuhl, weshalb gibt es noch Diabetiker, die blind werden?

Wenn wir doch genau wissen, wie aus uns schlanke, fitte, glückliche, gesunde Menschen werden … könnten?

Weshalb setzen wir's nicht um? Warum handeln wir nicht? Ganz einfach: Weil die Energie fehlt. Weil wir keine Energie haben. Weil uns der tägliche innere Antrieb fehlt. Weil uns das fehlt, was wir an jedem klei-

der muskel – unsere energiequelle

nen Kind so neidisch bewundern: diese Hüpfenergie. Dieser selbstverständliche Antrieb, das Lachen, die geschenkte Gesundheit.

Energie. Das Zauberwort. Bevor Sie also all die bunten, schönen Ratgeber lesen, die Ihnen genau erklären, wie man schlank und fit und glücklich wird, sollten Sie sich vielleicht mit dem Zauberwort beschäftigen. Mit dem inneren Antrieb. Ihrer Energie. Davon handelt dieses Buch. Praktisch, schlicht und einfach. Sie werden sich wundern. Wundern, wenn Sie erfahren, was das zentrale Geheimnis der Energie ist.

Dass nämlich Energie verknüpft ist mit einem Organ. Mit dem größten Organ des menschlichen Körpers. Natürlich! Das muss ja auch das größte Organ sein, denn alles, buchstäblich alles dreht sich ja um Energie in Ihrem Leben.

Das größte Organ? Ist der Muskel. Oh! Na so etwas!

Den Muskel haben Sie gründlich unterschätzt. Wir auch. Wir Ärzte. Auch wir wachen jetzt erst auf. Die Wissenschaft spricht tatsächlich von dem jetzt bevorstehenden »Jahrzehnt des Muskels«. Jahrzehnt? Warten Sie nicht ab. Tun Sie es gleich!

Natürlich kenne ich Ihre Gedanken und Vorbehalte. Sie denken jetzt: Fitnessstudio. Und schütteln sich. Tu ich auch. Mag ich auch nicht. Nein, nein ... wenn ich Sie beruhigen darf: Muskeln hab ich mir am Schreibtisch gemacht. Täglich.

das ist energie

In der Physik ist Energie das Maß für die Fähigkeit eines Objektes, Arbeit zu verrichten. Esoterisch gesehen ist Energie die Grundsubstanz von Sein und Leben – ohne die nichts existieren kann. Die Theologie umfasst die »Energien Gottes«.
Und für Sie ist Energie = Ihr Arbeitsvermögen, Ihr psychischer Antrieb, Ihre Motivation, Ihre Dynamik, Ihre Ausstrahlung, Ihre Lebenskraft, Ihr Glück ... Und die Quelle für all das ist der Muskel.

Ich weiß! Und nun tue ich Denn all das, was Sie jetzt lesen, habe ich persönlich erlebt. Musste ich leben. Denn ich hatte alle meine Muskeln verloren. Meine Lebensenergie, meine Lebensfreude. Vor vier Jahren wollte ich nicht mehr.

Verloren nach einem ziemlich schrecklichen Unfall, der mich Monate ans Bett gefesselt hat.

Und dort habe ich dann viele von Ihnen verstanden. Habe verstanden, weshalb Sie gute Ratschläge gar nicht umsetzen … können. Weil Ihnen ja die Energie fehlt. Das weiß man erst dann, wenn einem selbst die Muskeln fehlen. Die Quellen der Energie. Und den Weg aus dem Tal, dem Jammertal, den Weg zu neuen Muskeln: Den möchte ich Ihnen hier beschreiben. Meine ganz persönliche Erfahrung weitergeben.

Muskeln wachsen auch im Bett oder am Schreibtisch

Sie kennen mein Motto: Wenn schon, denn schon! Dann gleich das Beste, das Schnellste, das Effektivste. Muskeln in vier Wochen. Nicht irgendwann. Energie möglichst sofort. Nicht erst in drei Monaten.

Drum werden Sie Ihre Energieproduktion vom ersten Tag an ankurbeln. Mit Ratschlägen aus der Biochemie. Aus der Physiologie. Aus der Wissenschaft um Ihre Körperzellen. Wissenschaft, die im Hochleistungssport eine entscheidende Rolle spielt … wie Sie ahnen.

Die bekommen Sie hier, hochkonzentriert, in einfachen, verständlichen Worten übermittelt.

> » Gute Ratschläge umsetzen? Geht nicht, wenn einem die Energie fehlt. Das weiß man erst dann, wenn einem selbst die Muskeln fehlen. Die Quellen der Energie. «

ENERGIE KANN MAN MACHEN – JETZT
der muskel – unsere energiequelle

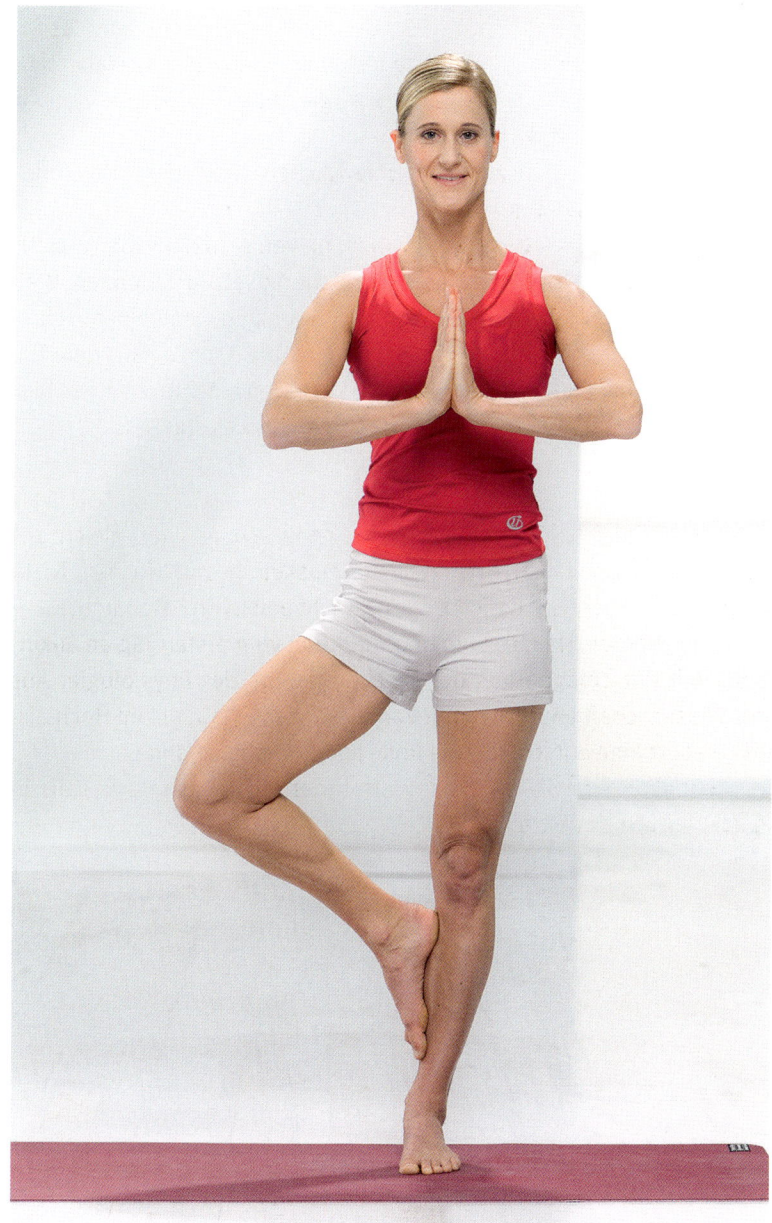

Leben ist Bewegung

Stets ist der Körper bereit, mit hundertprozentigem Muskeleinsatz zu reagieren. Zumindest, solange er als Buschmann mit der Natur lebt, solange er einem Triathleten gehört. Oder nicht älter als drei Jahre ist. Ein Kleinkindkörper ist perfekt. Ein Kind nutzt 100 Prozent seiner Muskeln. Tut alles mit seinem ganzen Körper. Nicht nur spielen, nicht nur laufen, es lacht auch vom Scheitel bis zur Sohle, mit der Stirn, den Zehen und Fingerspitzen. Das ist Leben.

Dann stülpt man es in ein Ganzkörperkorsett. Halt ein, wipp nicht so, sitz still! Die kindliche Leichtigkeit erstarrt – und mit ihr Gefühle. Die Brust fällt ein, die Schultern sinken nach vorne. Das ist anstrengend. So anstrengend, dass die Muskeln verspannen. Der Mensch verliert seine Elastizität – äußerlich und innerlich. Er verliert seine kindliche Neugierde, geistig und körperlich. Verschränken Sie gleich mal die Hände zum Gebet. Welcher Daumen liegt oben? So, Hände auseinandernehmen – und nun tun Sie das Gleiche mit dem anderen Daumen oben. Tja ... Die gute Nachricht: Man kann starre Bewegungsmuster aufbrechen, die Haltung verändern, Verspannungen lösen, sich wieder aufrichten – körperlich und damit auch seelisch.

Platon war ein weiser Mann
Hat eine Akademie gegründet. Hat dort gelehrt. Hat uns »das Reich der Ideen« nahegebracht, das erfüllt war von »Anmut und Frieden, von Harmonie und geschriebenen Worten«.

Dem wurde schon damals von Praktikern widersprochen. So von Philotextus von Chersonesos, einem (kleinen) Gegenspieler. Der seine Stimme zu dem Ausruf erhob:

»Hört auf, nach verborgenen Ideen, Schlüsseln zum Ganzen oder zu letzten Sinngehalten zu suchen! Hört auf mit dem bloßen Lesen und lebt!«

»Ich glaube aber nicht«, RESIGNIERT er weiter, »dass Sie auf mich hören werden: Sie werden weitermachen, eifrig, winzig wie die Buchstaben des Alphabetes, besessen von der Vorstellung, durch das Wort und den Dialog zur Wahrheit vorzudringen. Zeus allein weiß, wie viele Texte, wie viele erdachte und mit Feder und Tinte niedergeschriebene

*Theorien das Leben der Menschen in der Zukunft beherrschen und **den Lauf** der Zeiten töricht verändern werde.«*

Wahr gesprochen. Schon vor über 2000 Jahren. Fällt mir immer ein, wenn ich hochgelehrten wissenschaftlichen Talkshows unter deutschen Professoren lausche. Im Fernsehen.

Und an den Körperformen der Hochgelehrten erkenne, dass das Wort **Leben** ihnen eher fremd ist. Denn

Leben ist Bewegung. Bewegung ist Energie.

Und ob ein Mensch sich täglich bewegt, ob er täglich läuft, das sieht man ihm an. Auch am Augenglanz.

Und was wollen die Herren Professoren und Gelehrten? Krisen meistern. Kriege verhindern. Börsencrashs abwenden. Warum wollen die nicht mal was Schönes?

Reichtum und Gesundheit für alle. Weltfrieden ... Ich weiß, warum. Weil sie sich nicht bewegen.

bewegung heisst muskeln

Insgesamt haben Sie etwa 640 Muskeln. Diese Muskeln koordinieren Ihre Bewegung, ob Sie sich in der Hängematte umdrehen oder auf dem Eis Pirouetten drehen. Auch wenn Sie sitzen oder liegen, sind Muskeln aktiv, die in steter Kleinarbeit die Haltung kontrollieren. Muskeln sind das A und O jeder Bewegung, auch wenn sie noch so klein ist. Selbst wenn wir unser müdestes Lächeln aufsetzen oder die Stirn runzeln, sind daran bereits über 40 Muskeln beteiligt. Allein die Augenmuskeln bewegen sich über hunderttausend Mal am Tag. Arbeiten die Muskeln im Team zusammen, verstehen sie sich, agieren sie schnell und kraftvoll, dann sieht das geschmeidig aus, harmonisch, jung und voller Energie. Auch Ihr Muskel sehnt sich nach Teamwork.

Muskeln macht man am Schreibtisch

Aus dem Kichern nicht heraus komme ich beim Lesen des allerneuesten Buches von Prof. D. Ganten, Uni Berlin. Der kürzlich den globalen Gesundheitskongress ebendort leitete.

Sein neues Buch spricht über Evolutionsmedizin. Da lese ich – erwartungsgemäß – so Sätze wie: »Die Körper von Menschen, die sich nur wenig bewegen, sind evolutionär gesehen in einem höchst ungewöhnlichen Zustand.«

In höchst ungewöhnlichem Zustand? Wenn Sie sich wenig bewegen? Also, sagen wir mal, zweimal die Woche joggen. Wenig. Schon verstanden?

Aber richtig lachen muss ich beim nächsten Satz: »Die Natur hat uns nicht mit vier Rädern und Ökomotor ausgestattet, sondern mit kräftigen, muskulösen Beinen.«

Ich lache hier nicht über den Ökomotor. Ich lache über die »kräftigen, muskulösen Beine«.

Wo denn? Zeig!

warum kluge menschen die knie beugen

Muskeln hat man immer gleich viele. Nur leider hapert's oft an der Masse. Die Muskelmasse macht bei der Frau etwa 25 bis 35 Prozent des Körpergewichts aus, beim Mann 40 bis 50 Prozent.
Ein gesunder, kraftvoller Körper besteht also nahezu zur Hälfte aus Muskelmasse. Ein kranker, müder Körper besteht zu 30 und mehr Prozent aus Fett. Und davor bewahrt nur ein bewegter Muskel. Die Beinmuskulatur macht übrigens ein Drittel des Körpergewichts aus. Darum machen kluge Menschen seit Jahrhunderten Kniebeugen.

ENERGIE KANN MAN MACHEN – JETZT
der muskel – unsere energiequelle

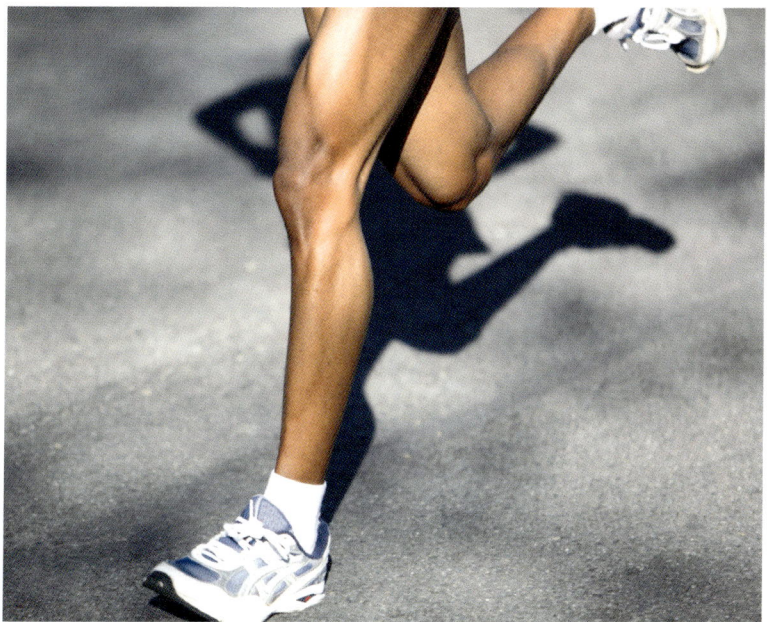

Doch, damit hätte die Natur uns ausgestattet. Behauptet Prof. Ganten. Und der muss es als Molekularmediziner und Genetiker ja wohl wissen.

Falls auch Sie jetzt gerade einen rosa Kopf bekommen und sich verschämt zur Seite drehen ... bitte nicht aufgeben! Kräftige, muskulöse Beine kriegen Sie in wenigen Wochen. Am Schreibtisch.

Doch, doch: am Schreibtisch! Sie brauchen nur kurz aufzustehen und ganz raffinierte Kniebeugen zu machen. Kniebeugen in der Mittelstellung. Also nicht ganz runter und nicht ganz rauf, sondern nur in der Mitte hin und her. Und das Ganze gaaaaanz langsam. Anleitung Seite 114 ff.

Selbst wenn sie wirklich zäh sind und das zwanzig Mal schaffen, werden Sie sich am nächsten Tag wundern. Über den Muskelkater. Und haben etwas gelernt: eine Wunderübung für »kräftige, muskulöse Beine«. Und falls Sie das Ganze wirklich ernst nehmen, machen Sie die Übung **stündlich.** Viel Spaß!

Einfach mehr Energie-Kraftwerke

Ihre Lebensenergie, Ihre Dynamik, Ihr Elan am Schreibtisch wird in den Körperzellen gemacht. Mitochondrien heißen die kleinen Kraftwerke. Dort wird gelebt, dort wird gestoffwechselt, dort wird Energie erzeugt. Dort wird lästiges Fett verbrannt. Und wo stecken die kleinen Kraftwerke des Lebens? Nicht im Fett, nicht im »mittleren Ring«. Nicht in den verstopften Adern. Sie stecken im Muskel. Der war bei mir nach dem Unfall weg. Und die Lebensenergie auch. Ich wusste: Eine untrainierte Muskelzelle sieht traurig aus. Schlapp, fahl, mit ganz wenig kleinen Mitochondrien drin. Ich wusste: Erst brauche ich die Kraftwerke wieder. Dann wird alles leichter. Ich wusste aber auch, dass ich deren Anzahl selbst steuern kann. In meinem Körper. Dass Energie, Tatkraft, Durchsetzungsvermögen, kurz »gewinnen mit Leichtigkeit« vom Menschen selbst gemacht wird – oder eben auch nicht. Einfach mit dem Zugewinn an Kraftwerken.

Es kostet nicht viel Zeit Durch cleveres Muskeltraining können auch Sie diese Kraftwerke vermehren. Im ganzen Körper. Sie können sich sechsmal so viele Kraftwerke bauen. Sechsmal so viel Lebensenergie. Und ganz nebenbei verlieren Sie Ihr lästiges Fett. Fettinsel für Fettinsel wird durch Muskel ersetzt. Das spüren Sie. Täglich. Täglich wächst die Kraft und die Energie.

Sie alle kennen meinen Satz: »Vom Zweizylinder zum Zwölfzylinder«. Viele von Ihnen schieben solche Sätze als unrealistisch oder als Bildsprache beiseite – manche von Ihnen aber haben verstanden, dass auch dieser Satz wörtlich gilt. Wir sind Zweizylinder. Wir könnten als Zwölfzylinder leben. Könnten wissenschaftlich beweisbar sechsmal mehr Mitochondrien in unseren Körperzellen haben. Könnten.

Das Rezept ist bekannt. Wissenschaftlern. Seltener denen, die davon leben, den Leistungssportlern. Die unwissenden Leistungssportler sind dann die, die notgedrungen ... dopen müssen.

PS: Auch Sie sind Leistungssportler – am Schreibtisch. Könnten gewinnen, täglich gewinnen mit Leichtigkeit.

Das Geheimnis des Erfolgs

Man braucht keine aufgeblasenen Muskeln, keine Stunden an den Kraftmaschinen. Man braucht erstens mehr rote Muskelfasern – nicht mehr Masse. Und die kann man sich machen, indem Sie die Kraftausdauer trainieren. Dafür braucht man keine großen Gewichte, sondern nur den Körper.

Zweitens braucht es Eiweiß, damit der Muskel wächst. Auch im Schlaf. Der Muskel besteht nämlich aus Eiweiß. Den kleinen Bausteinen namens Aminosäuren. Wie diese den Muskel trickreich wachsen lassen, lesen Sie ab Seite 68.

Drittens ist Magnesium erforderlich, damit sich die Kraftwerke vermehren und mehr Leistung bringen, mehr Energie erzeugen.

Mehr darüber lesen Sie im Laufe dieses Buches.

Energie-Revolution Teil I

Wenn Sie nun Ausdauertraining machen, im Park joggen, Rad fahren, übt der Muskel. Er verwandelt Energie mit Hilfe von Sauerstoff in Bewegung. Und dadurch passiert etwas Herrliches: Muskelfasern röten sich durch Myoglobin, das Sauerstofftransportschiffchen, die Mitochondrien wachsen und vermehren sich. Und mit ihnen die Aktivität der fettfressenden Enzyme, die in den kleinen Fettverbrennungsöfchen ihre Arbeit verrichten (mehr ab Seite 42). Außerdem baut Ausdauertraining das Netz feiner Blutgefäße (Kapillaren) in unseren Muskeln aus, also die Straßen für den Sauerstofftransport.

Das nenne ich Energie-Revolution: Mehr Mitochondrien, mehr Myoglobin, mehr fettabbauende Enzyme und mehr Blutgefäße bedeuten, dass die Muskeln mehr Fett verbrennen. Denn das geht nur mit Hilfe von Sauerstoff.

Und der macht auch gleich das Gehirn wach.

» Laufen ist nicht Sport. Laufen ist der Weg, sich als Adler souverän den täglichen Problemen des Alltags zu stellen. «

energie-maß-nahmen

» **Die Maßeinheit für Energie** kennen Sie. Es ist die Kalorie. Eine Kalorie ist die Energie, die man braucht, um ein Gramm Wasser von 14,5 °C auf 15,5 °C zu erwärmen. 1 Kilokalorie entspricht 4,18 Kilojoule. Eine Kalorie ist aber niemals das, was Sie in den Tabellen lesen. Eine Eiweißkalorie macht schlank, eine Schweineschmalzkalorie dick. Der Mensch ist kein Liter Wasser.

» **Die Energiebilanz** sehen Sie. Das, was sich auf der Hüfte niederschlägt. Kalorien vom Teller in Form von Kohlenhydraten, Fetten und Eiweiß minus im Muskel verbrannte Energie. Leider kann man das nicht berechnen. Weil der Körper kein kalkulierbarer Brennofen ist.

» **Den Grundumsatz** bestimmen Sie. Das ist die Energiemenge, die nötig ist, um die Körperfunktionen in Ruhe aufrechtzuerhalten – also Denken, Organaktivität, Herzschlag, Atmung und die Temperatur. Die Höhe des GU hängt ab von der Muskelmasse, von den Genen, vom Alter, dem Geschlecht und dem Hormonstatus. Je aktiver Ihre Muskeln, desto höher der Grundumsatz. **Der Grundumsatz nimmt mit 50 bis 70 Prozent den Löwenanteil an der Gesamtenergiebilanz ein.** Leider auch unberechenbar – aber veränderbar. Hin zu Ihrem Glück. Ganz einfach durch Bewegung. Auch kleine Häppchen bringen viel.

» **Den Leistungsumsatz** vermehren Sie. Der zusätzliche Energieaufwand, den Sie haben, wenn Sie sich bewegen, sitzen, stehen, ist Ihr Leistungsumsatz. Auch hier reichen Worte statt Formeln: Je mehr Kalorien Sie verbrennen, desto mehr arbeitet der Muskel für Ihre Jugend, für Ihre Gesundheit.

ENERGIE KANN MAN MACHEN – JETZT
der muskel – unsere energiequelle

Der erste Schritt ist wichtig Ich konnte nicht joggen nach meinem Unfall. Aber ich konnte Nordic walken. Mit meinen Krücken. Im Krankenhausflur. Da fängt man einfach an. Mit einem Schritt. Der kann die Hölle sein. Aber: Jeden Tag wird es einer mehr. Und mit jedem einzelnen Schritt wächst die Energie, die Lebensfreude. Irgendwann kommt dann der Tag, dann laufen Sie los – und Sie fliegen.

Jede Reise beginnt mit dem ersten Schritt. Nehmen Sie Ihre Krücken oder vielleicht die Nordic-Walking-Stöcke und gehen Sie los. Und hängen Sie jeden Tag einen Schritt mehr an. Sie können auch Minuten nehmen. Dann sind Sie schneller am Ziel ...

Energie-Revolution Teil II Laufen reicht nicht! Der Muskel braucht mehr. Er muss wachsen. Dem natürlichen Schwund – ein halbes Pfund pro Jahr – entgegenwachsen. Der Normalmensch-Muskel verliert zehn Prozent an Leistungskraft in jedem Jahrzehnt. In zehn Jahren – Sie wissen, wie schnell die vergehen – zehn Prozent weniger Energie! Sie wissen, wie sich das anfühlt. Und Sie ahnen, was nach einem Unfall los sein kann. Wenn Sie nur drei Wochen im Bett liegen, raubt das den Muskeln so viel Kraft wie zwei Jahrzehnte Altern. Ich war plötzlich 20 Jahre älter. Achtzig. Und vier Wochen später 20 Jahre jünger. Mit einem kleinen sehr cleveren Muskeltraining. Mit dem puren Körper. Eine Schule für die Muskeln, sie lernen schnell, im Team zu arbeiten. Tanken spielerisch die Fähigkeit der Koordination, erinnern sich, was Balance bedeutet. Wachen auf, weil der Unterricht statisch und dynamisch ist, der Atem die Konzentration auf den Körper lenkt. Der Körper im Mittelpunkt steht ... Das kriegen Sie hier auch.

Energie-Revolution Teil III Denken Sie mit! Sie kriegen, was Sie wollen. Kraft der Gedanken. Auch mehr Muskulatur. Mehr Freude, mehr Gesundheit. Es muss nämlich gar nicht anstrengend sein. Muskeln können Sie sich nämlich schon kraft Ihrer Gedanken machen. Um mehr Kraft zu bekommen, müssen Sie sich nicht im Fitnessstudio schinden. Die bloße Vorstellung reicht aus, um die Muskeln zu stärken. Dr. Vinoth Ranganathan von der Cleveland Clinic Foundation in

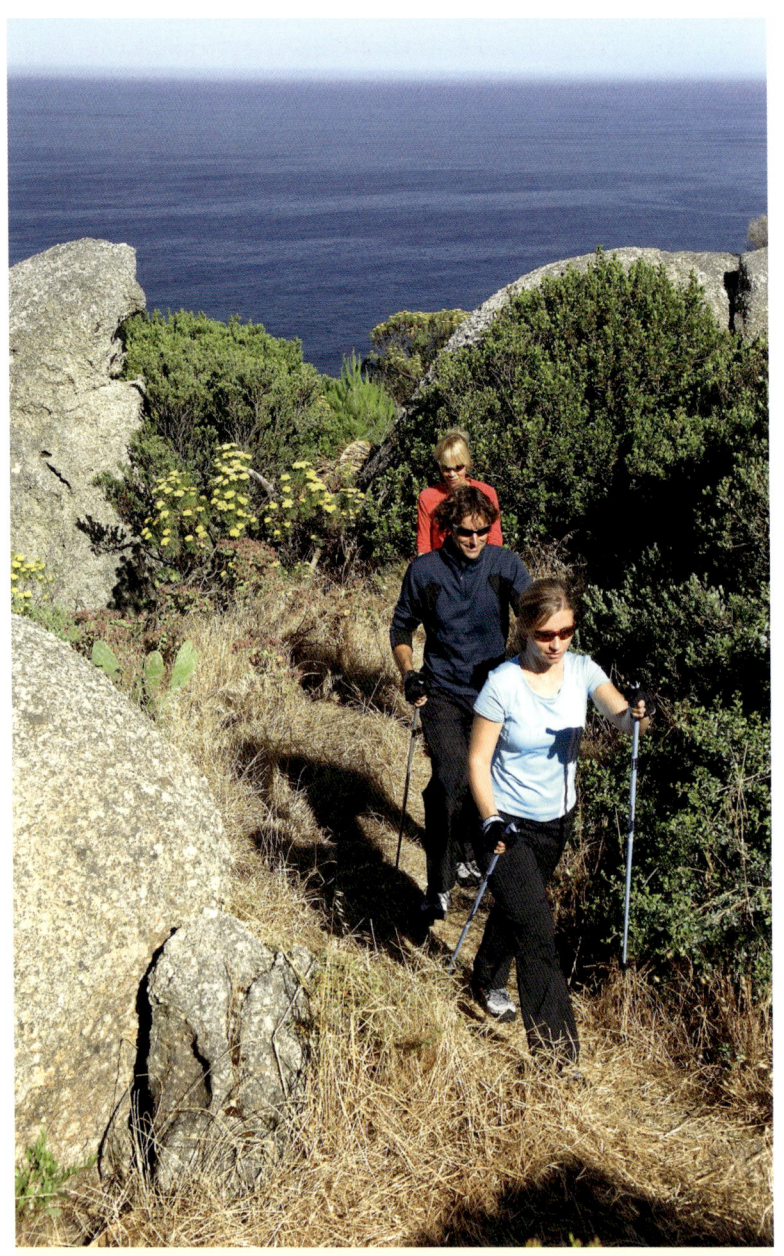

Ohio, USA, fand heraus, dass alleine das Denken an Muskeltraining schon hilft, die eigene Muskelkraft zu erhalten. Ranganathan und seine Kollegen bildeten drei Gruppen: Eine trainierte mit Gedanken den kleinen Finger. Die andere den Armbeuger. Die dritte machte gar kein Training. Drei Monate lang fünfmal in der Woche dachten die Probanden je 15 Minuten mit größtmöglicher Konzentration an die Muskelbewegung – führten sie aber nicht aus. Das Ergebnis: Im Finger verzeichneten die Forscher einen Kraftzuwachs von 35 Prozent, im Arm 13,4 Prozent. Die Kontrollgruppe dagegen gewann keine Kraft dazu. Natürlich guckten die Forscher auch ins Hirn. Fanden starke Aktivität. Der Kraftzuwachs der Testpersonen entstand ganz alleine durch Hirnströme, durch elektrische Impulse an die motorischen Neuronen.

Und Sie glauben wirklich noch: Verletzte müssen sich schonen? Müssen abwarten, bis die Verletzung geheilt ist? Weit gefehlt! Dinosauriermedizin! Im Hochleistungssport jedenfalls ist man schon lange weiter. Da wird ja auch mit dem Körper und dessen Leistung Geld verdient. Da geht es um wertvolle Menschen. Drum wird sich hier auch gekümmert, wird trainiert, trotz Gipsverband und Co. Der Sportler ist jede Investition wert. Investition bedeutet hier: Fitnessstudio mit ärztlicher Betreuung. Denn eigentlich (welch wunderschönes Wörtchen!), eigentlich weiß man schon lange, dass ein Mensch mit Gipsbein links das rechte Bein trainieren muss, damit die Kraft im eingegipsten linken Bein nicht verloren geht. Und nicht nur das. Die Kraft auf der eingegipsten Seite, im linken Bein, nimmt mit einem guten Krafttraining sogar zu. Immerhin etwa halb so viel wie auf der trainierten gesunden Seite. Auf der Gegenseite werden natürlich nicht die Muskeln, wohl aber die Nerven, die den Muskeln Impulse zur Anspannung schicken, mit stimuliert. Auch Gedanken machen Muskeln. Denken Sie da immer dran!

> »Alleine die Gedanken lassen Muskeln kräftig werden.«

Der Muskel unter dem Mikroskop

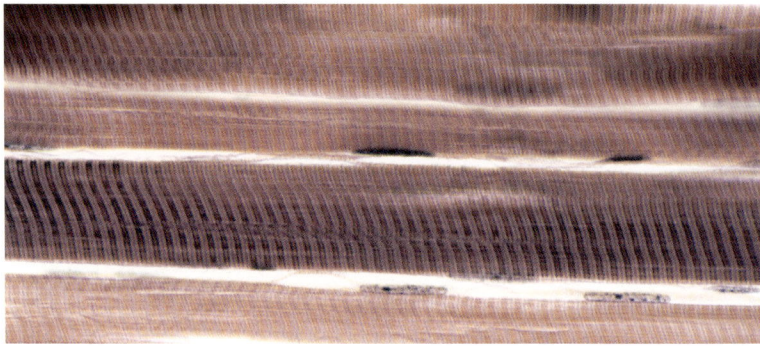

Sieht der Muskel unter dem Mikroskop so quergestreift aus, dann können Sie ihn dazu bringen, was für Sie zu tun: den Ball zu treten, die Tasche hochzuhieven. Die quergestreifte Muskulatur unterliegt Ihrem Willen. Ausnahme: Ihr Herz.

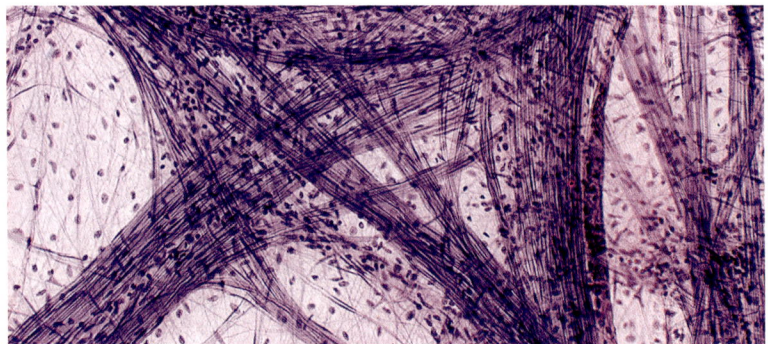

Sieht der Muskel unter dem Mikroskop so glatt aus, dann arbeitet der Muskel für Sie, ohne dass Sie groß darüber nachdenken. Er unterliegt dem autonomen Nervensystem. Sorgt dafür, dass Sie schlucken, atmen, verdauen …

Die Typ-1-Faser – die rote: Braucht zwar länger, um sich zu kontrahieren, ist dafür nimmermüde. Lässt Sie den Marathon laufen.

Die Typ-2-Faser – die weiße: Agiert superschnell und kraftvoll – ist aber nur kurzzeitig belastbar. Die lässt schnell sprinten. Davon hatte Carl Lewis 90 Prozent.

Der Zwischentyp: Intermediärfasern liegen zwischen heller und dunkler Muskulatur, sind schnell – aber ermüden nicht. Training verwandelt sie in die Typ-1- oder Typ-2-Fasern.

Von beiden Typen haben wir jeweils etwa 50 Prozent. In der Regel. Wir können uns mehr von dem einen oder anderen Muskelfasertyp züchten.

Das Typ-2-Faser-Training
Das ist Krafttraining. Die Muskulatur eines Gewichthebers oder Sprinters kann bis zu 90 Prozent aus schnell zuckenden Fasern bestehen. Sie bedienen sich aus dem schnellen Energietank, verbrennen hauptsächlich Zucker ohne Sauerstoff. Schnell zuckende oder »weiße« Muskeln entwickeln starke Kräfte. Die halten den Knochen jung und gesund. Sie ermüden aber sehr schnell, denn das ohne Sauerstoff, sprich anaerob gewonnene ATP ist nach zehn Sekunden Höchstleistung »verfeuert«. Genau dann, wenn ein 100-Meter-Sprint bei der Leichtathletik-WM endet. Leer. Zuckertank ist leer.

Das Typ-1-Faser-Training
Das ist Ausdauertraining. Die langsam zuckende Muskulatur des Langstreckenläufers wird auch »rote« Muskulatur genannt, weil sie viel rotes Myoglobin enthält, das den Sauerstoff transportiert und speichert, der die Energiegewinnung in diesem Muskelfasertyp ganz lange am Lodern hält. Diese Muskelfasern verfügen auch über einen reichen Schatz an Kraftwerken, an Mitochondrien. Sie verbrennen vor allem Fettsäuren zu ATP. Fettverbrennung dauert etwas länger, die Muskeln bewegen sich gemächlicher, können aber über Stunden ihr Leistungsniveau halten.

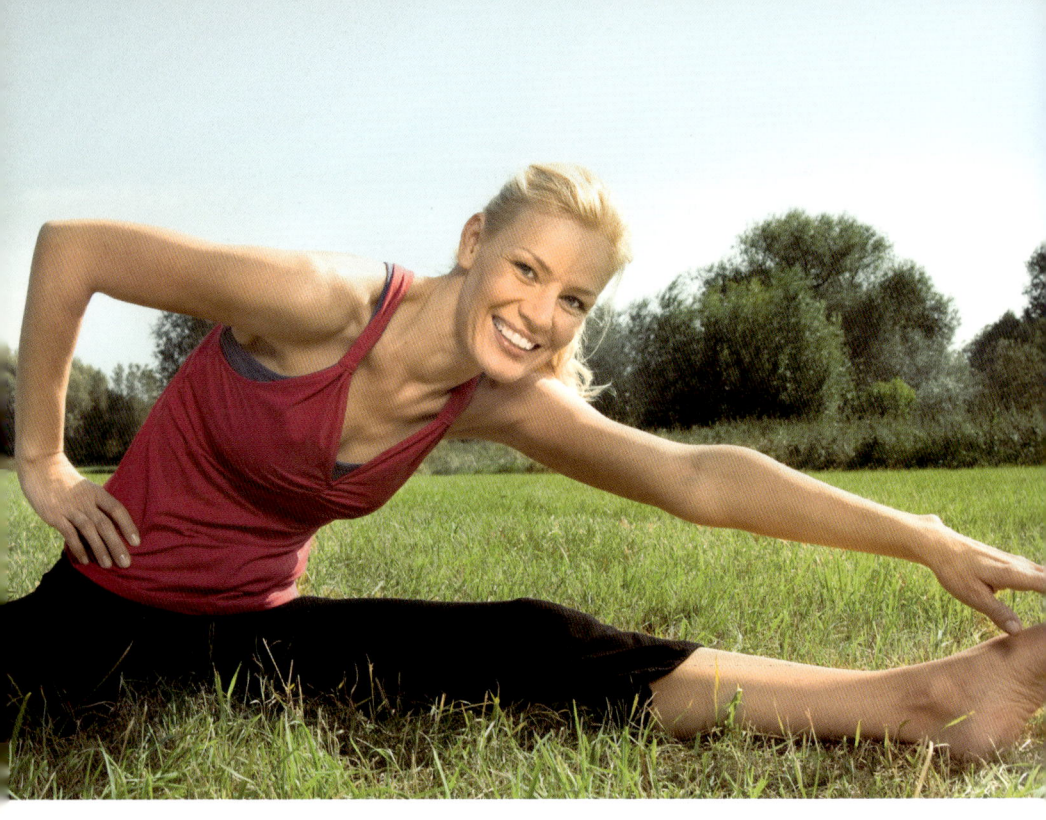

Der Muskel schenkt uns ewige Jugend

Der ideale Körper Was ist das? Schon die Frage verrät Sie. Darf ich Sie an die Hand nehmen?

Sie alle haben ein ideales Organ. Ein Organ, das rund um die Uhr, in jeder einzelnen Minute nur für Sie da ist. Für Sie arbeitet, schuftet und sich plagt. Unaufhörlich. Und … Sie merken es gar nicht. Ich spreche von Ihrem Herz. Sehen Sie: Das ist ein ideales Organ.

Und solch einen Körper bräuchten Sie. Einen Körper, der rund um die Uhr für Sie da ist. Wach, sprungbereit, tätig, voll Leistungsbereitschaft … und Sie merken ihn gar nicht. Sie nehmen ihn gar nicht wahr. Er ist einfach da.

der muskel schenkt uns ewige jugend

Gibt es nicht, werden Sie sagen. Weil Ihr Körper Sie zwickt. Das Kreuz. Die Migräne. Der Bauch. Immer zwackt irgendetwas und stört Sie. Leistungsbereit? Ständig bereit, Höchstleistung zu bringen? Doch wohl eher nicht.

Also ist der ideale Körper ein unerfüllbarer Traum. Glauben Sie. Sie täuschen sich. Wissen Sie, wer diesen Körper hat?

Kinder. Ein vierjähriges Kind. Das rennt und hüpft und springt und freut sich und lacht ... und weiß gar nichts von seinem Körper. Hat keinen Ischias, hat keine Migräne, nichts.

Und jetzt kommt's: Ich habe die begründete Vermutung, dass auch Sie einmal vier Jahre alt waren. Einen solchen Körper hatten. Ihn dann aber verlassen haben. Das begann im sechsten Lebensjahr. Mit dem Stuhl. Am Esstisch, in der Schule. Wenn Sie sich erinnern.

Wie Sie diesen Körper wiederbekommen? Denkbar einfach. Banal. Simpel. Wissen Sie doch. Sie brauchen ihn nur zu benutzen. Wie ein Kind. Täglich. Wirklich täglich. Dann bekommen Sie wieder den idealen Körper.

Jünger werden ist kinderleicht ...
wenn man verstanden hat, dass alte Menschen sich anders bewegen. Langsamer. Vorsichtiger. Bedächtiger. Und eine andere Körperhaltung einnehmen.

Deshalb beginnt »alt werden« bei ihnen viel zu früh. Sie wählen nämlich viel zu früh Bewegungen und eine Körperhaltung, die ihrer Vorstellung von – ja wovon denn? – entspricht. Ihrer Vorstellung von Würde. Ihrer Vorstellung von gehobener gesellschaftlicher Stellung. Und die Haltung, das Benehmen, die Bewegung solcher Menschen entspricht oftmals genau ... dem älteren Menschen.

Sie schalten deshalb viel zu früh jugendliche Bewegungen und jugendliche Haltungen aus. Und sind deswegen dann auch dazu nicht mehr in der Lage.

» *Von Jugend sollte man nicht nur träumen, man muss sie eben auch leben. In jeder Bewegung.* «

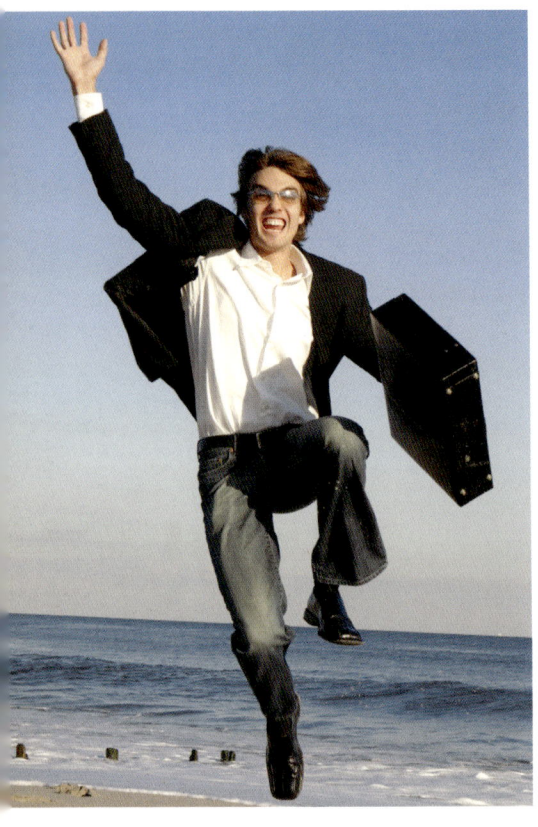

Use it or loose it: Sie springen nicht mehr über Gräben. Sie klettern nicht mehr über Zäune. Sie setzen sich nicht mehr einfach auf den Boden. Sie meinen, sich nur noch mit Mühe bücken zu können – bis Sie es schließlich tatsächlich nur noch mit Mühe können.

Tatsächlich hat man in Versuchen schon gezeigt, dass solche meist unwillkürlich selbst auferlegten Einschränkungen viel dazu beitragen, dass Sie und wie Sie altern.

Jetzt kommt's: Wenn Sie ganz bewusst wieder jugendliche Bewegung, jugendliche Haltung in Ihren Alltag einbauen, wird nicht nur die Beweglichkeit verbessert, sondern der ganze Mensch sichtbar verjüngt und neu belebt.

Richten Sie sich auf. Schreiten Sie elastisch. Hüpfen Sie wieder auf der Straße. Setzen Sie sich auf den Boden. Kurz und gut: Tun Sie all das, auch den Unfug, den meine Frau täglich tut. Wie ein kleines Kind. Die wird dafür immer belächelt ...

trauen sie sich ...

Über die Straße hüpfen? Auf der Kinderschaukel wippen? Aus dem Rahmen fallen? Bloß nicht ... Da könnte ja jemand ... Nein: Genau das macht Persönlichkeit aus. Sie sind der Mittelpunkt Ihrer Welt. Und das dürfen Sie zeigen. Das macht Sie interessant.

ENERGIE KANN MAN MACHEN – JETZT
der muskel schenkt uns ewige jugend

Der junge Muskel ...

Wie lange schleichen Sie noch durchs Leben? Schleppen sich, ältlich, mühselig ... Nicht mehr lange, verstehen Sie erst grundlegend, physikalisch, energetisch, was ich meine, wenn ich sage: Hüpfen Sie! Und wie Sie das erreichen? Fast ganz von selbst.

Die Muskelleistung nimmt mit dem Alter ab. Kennen Sie. Es dauert schon ein bisschen länger als früher, wenn Sie sich aus dem Sessel hochhieven. Und irgendwann dauert es endlos, bis Sie über die Straße gehen. Wann? Wann endlich, werden Sie durchs Leben hüpfen, springen, fröhlich federn? Bald, wenn Sie Folgendes verstanden haben:

» *Lebenskraft ist Muskelleistung. Und die hängt ab von der Elastizität des Muskels. Nur ein elastischer Muskel kann Energie speichern.* «

Jugend ist nicht Kraft Sie haben verstanden? Eine andere Bewegung ist Jugend. Klar, ein straffer Körper ist das auch. Kriegen Sie zusätzlich. Aber das wahre Geheimnis – Ihre Ausstrahlung, Ihre Dynamik – liegt in der Energie, die in Ihrem Muskel steckt. Jugend ist nicht Kraft. Die reicht nicht. Jugend ist Leistung. Der Physiker sagt dazu: das Produkt aus Kraft mal Weg pro Zeiteinheit. Muskelleistung. Schnippen Sie mal ganz laut mit Daumen und Mittelfinger. Schnalzt das so richtig schön laut? Dann speichert Ihr Muskel viel Energie.

Die Fähigkeit des Muskels, Energie zu speichern, ist Ihr Antrieb. Ihre Leistungskraft. Ihre Dynamik, Ihre Jugend. Jugend ist davon abhängig, wie schnell Sie potenzielle Energie in kinetische Energie, sprich in Bewegung, umsetzen können. Wie schnell Sie dem Auto davonspringen, zum Hundertmeterlauf starten, aus dem Sessel aufstehen. Ob Sie schleichen oder hüpfen.

Ihre Muskulatur ist der Motor, der Leistung bringt. Kraft mal Geschwindigkeit. Welche Arbeit können Sie, Ihre Muskeln in welcher Zeit verrichten? Wie viel Lebenskraft steckt in Ihnen? Noch.

Was ist Leistung? Kraft mal Geschwindigkeit. PS heißt das beim Auto. Und welche Leistung bringen Sie? Wie dynamisch sind Sie, wie viel Lebenskraft haben Sie?

Sie heben Ihr Bein bei der magischen Übung auf Seite 106 ff. so lange, bis Sie den Muskel erschöpfen, so dass er zittert und weh tut, so dass er am Ende seiner Kraft ist. Erst wenn die Energiereserven der betroffenen Muskulatur komplett leer sind, stellt sich der Muskelstoffwechsel auf ein höheres Anforderungsniveau um, bildet Stoffe, die dem Muskel signalisieren: »Bau dir mehr Energiespeicher. Werde kräftiger.« Und wenn Sie das tun – den Muskel immer wieder mal komplett leer machen, den Zucker im Muskel verbrennen –, dann wächst die Leistungskraft des Muskels. Und mit der Zeit heben Sie das Bein viel häufiger und schneller, legen mehr Weg zurück. Ihre Muskelleistungsfähigkeit ist gewachsen. Und Sie sind jünger.

Wenn die Energiequelle versiegt Altern, das hat einen einfachen Namen: Muskelfaulheit. Gibt's nur in der zivilisierten Welt. Oder haben Sie schon einmal ein Rehlein gesehen, das wegen seines dicken Bauches und dünner Beinchen nicht mehr über den Graben kommt? Nicht in die Höhe kommt? In den Graben fällt? Ein Plumpsreh? Haben Sie nicht. Gibt es nicht. Tiere benützen ihre Muskeln. Ein Leben lang.

Wenn ein Baby in die Welt plumpst, hat es 640 Muskeln. Die lassen es lächeln, die Stirn runzeln und mit den Beinchen strampeln. Die kleinen Fingerchen greifen schon fest zu. Wenn das Baby dann 25 Jahre alt ist, hat es immer noch 640 Muskeln. 640 wertvolle Helfer fürs Leben, für Lebensenergie – nur manchmal sind sie mickrig und oft unter Fettmassen vergraben.

Wer nichts tut, sich nicht bewegt, verliert ab dem 20. Lebensjahr jedes Jahr ein halbes Pfund Muskulatur. Das heißt: Bis zum 70. Lebensjahr schwinden 40 Prozent unserer Energiequelle. Das ist Altern.

> »*Altern, das hat einen einfachen Namen: Muskelfaulheit. Gibt's nur in der zivilisierten Welt.*«

Sarkopenie – oder 120 werden?

Sarkopenie heißt wörtlich übersetzt Fleischmangel. Und damit sind Sie, lieber Leser, beschrieben. Von Professor Dr. Lee, Molekularbiologe an der Johns-Hopkins-Universität. Mit Fleischmangel meint Professor Lee bei Ihnen einen Mangel an Muskulatur. Weil die schrumpft. Mit jedem Lebensjahr. So dass Sie mit 70 nur noch halb so viele Muskeln haben. Ihnen die Knochen brechen, das Hirn und das Herz versagen ... Professor Lee nennt das eine Epidemie! Alle Ärzte, so sagt er, wollen Alzheimer heilen, wollen Herzinfarkt oder Schlaganfall verhindern. Dabei seien doch die Muskeln der wichtigste »Schutzfaktor gegen das Pflegeheim«.

Im Muskel, nur im Muskel, wird BDNF produziert. Der Brain-Derived Neurotrophic Factor. Entscheidend für den Aufbau neuer Nervenzellen. Folglich gehen »sowohl Demenz als auch Depression mit einem tiefen BDNF-Spiegel einher«. BDNF steuert den Energieverbrauch des Menschen, schützt vor Stoffwechselentgleisungen wie Diabetes, Fettsucht usw. Zusammengefasst meinen heute Wissenschaftler (!):

jedes jahr ein halbes pfund muskelschwund

Sie verlieren jedes Jahr ein halbes Pfund Muskeln. Das macht mit dreißig fünf Kilo weniger, mit vierzig zehn Kilo weniger, mit fünfzig 15 Kilo weniger. Glauben Sie nicht, sieht man nicht? Nein, sieht man erst nicht. Fett lagert sich ein. Fettinsel für Fettinsel verwandelt stramme Muskulatur in Schwabbelmasse. Sehen tut man es erst, wenn das Muskelgewebe als Fettspeicher nicht mehr reicht, dann lagern sich die gelben Butterpäckchen im Unterhautfettgewebe ein. Schicht für Schicht, Ring für Ring verwandelt sich der Mensch in ein wandelndes Butterfässchen. Sie verlieren nicht nur an strammer, straffer Schönheit. Sie verlieren Lebensenergie und setzen Ihre Gesundheit aufs Spiel. Warum?

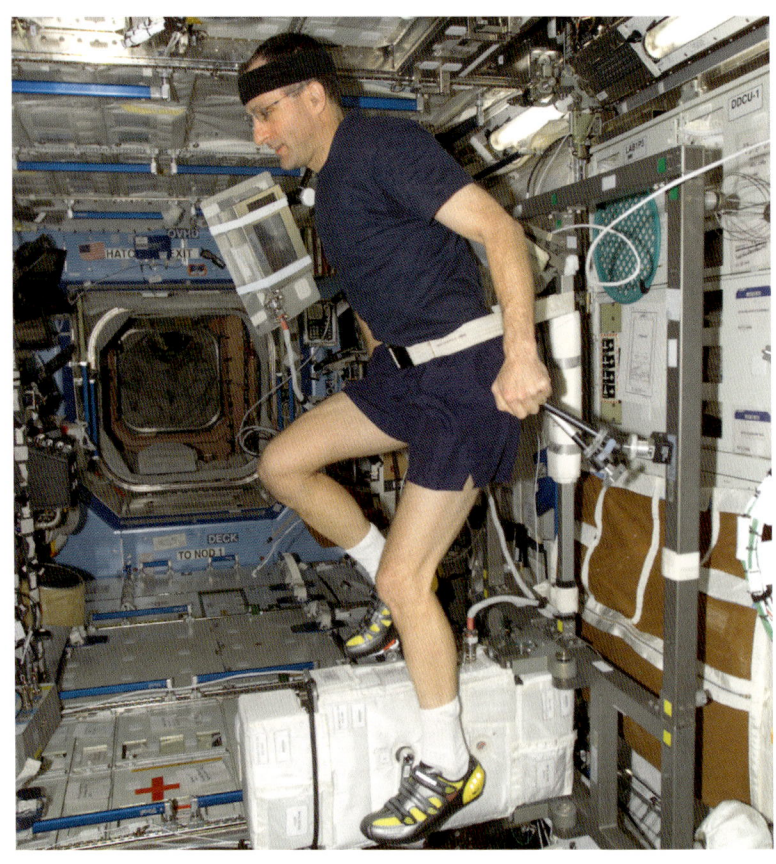

Use it or lose it – gebrauche es oder verliere es, heißt der wichtigste Satz in der Medizin. Und wenn Sie Ihren Muskel benützen, dann verlieren Sie ihn auch nicht.

Sie wissen, was passiert, wenn ein Bein im Gips ist. Nach drei Wochen kommt der Gips ab, und das Bein ist ausgemergelt. Die Muskeln sind weg. Und es schmerzt ganz schön, sich diese langsam wieder hinzuzüchten. Drei Wochen nicht bewegen reicht, um eine muskuläre Katastrophe anzurichten. Den GAU, den größtmöglichen anatomischen Unfall. Hab ich am eigenen Leib erlebt. Können Sie im Fernseher beobachten. Wenn Astronauten vom Mond zurückkommen. Dann schwanken sie, können kaum laufen. Nein, sie sind nicht allkrank, sondern sie haben keine Muskeln mehr. Sie müssen erst das Gehen wieder lernen. Ohne Gravitation, ohne Schwerkraft fällt das tägliche Laufmuskeltraining weg.

Sie fahren zwar nicht zum Mond, aber Sie sitzen den ganzen Tag. Verpassen sich Tag für Tag einen Ganzkörpergips. Weil Sie wenigstens noch zum Kopierer gehen oder zum Auto oder vom Fernsehsessel ins Bett, verschwinden die Muskeln nicht ganz so schnell, aber immerhin. Warum?

Nimm zwei – wir brauchen beides Wir brauchen Ausdauertraining und Krafttraining. Ausdauertraining wie Laufen, Radfahren, Walken wirkt sich positiv auf das Herz-Kreislauf-System aus, senkt das Risiko, einen Herzinfarkt oder Schlaganfall zu bekommen, und verlängert die Lebenserwartung. Nur: Es verhindert nicht, dass wir die letzten Lebensjahre im Rollstuhl verbringen, allein nicht mehr aus dem Sessel kommen, dass wir uns stürzend die Oberschenkel brechen. Das verhindert nur: gezieltes Muskeltraining.

Deshalb gehört international zum Ausdauersport auch Kraftsport. Muskelaufbau. Habe sich unter deutschen Spitzensportlern eben noch nicht so richtig herumgesprochen. Sagen Experten. Da fällt mir immer die Anzahl der olympischen Medaillen für deutsche Leichtathleten ein. In Peking. Genau eine. Eine Bronzemedaille. Eher aus Versehen.

das einfache gesetz des wachstums

Im Muskel sitzt ein Molekül mit dem Namen IGF-1. Ein Wachstumsfaktor. Er wird dann aktiviert, wenn der Muskel verletzt ist. Durch Muskeltraining entstehen mikrofeine Risse in der Muskelfaser. Dann wird dieses IGF-1 aktiv und sagt zum Muskel: »Vermehre dich, kitte das Loch, wachse!«

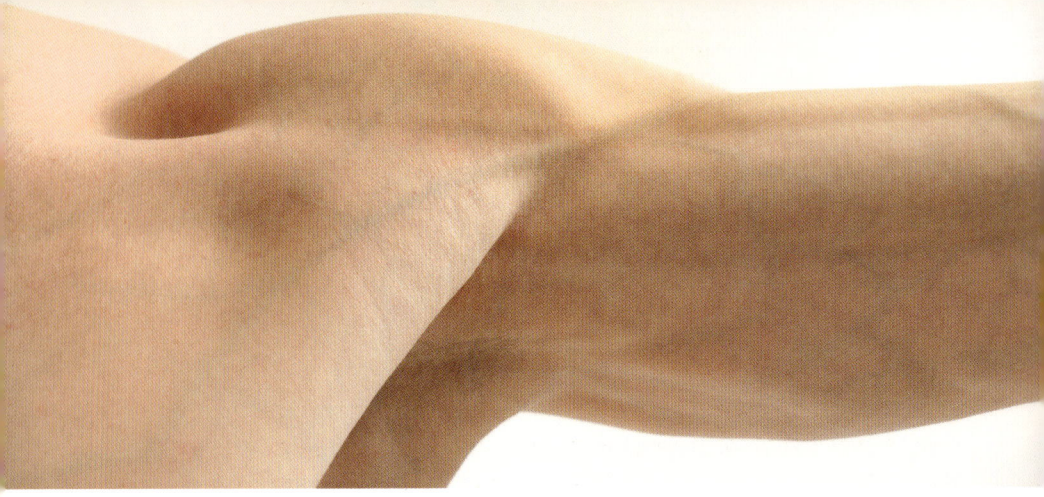

Der Muskel produziert Medizin

In Kopenhagen gibt es ein Muskelzentrum. Dort wird im Dienst der Forschung der Muskel trainiert. Während Probanden Gewichte stemmen, das Rad treten, zapft man ihnen Blut ab, entnimmt Lymphflüssigkeit, stanzt Gewebe aus dem Muskel. In gigantischen Minus-80-Grad-Kühlschränken lagern die Muskelfasern kenianischer Olympioniken, Besteiger des Mount Everest, skandinavischer Ausdauerläufer … Immer wieder holt man sich ein Stück, taut es auf, untersucht es. Denn fast täglich erzählt der Muskel der Forschung etwas Neues. In Form von Botenstoffen. Diese kleinen chemischen Signale bewirken Großes. Sie lassen Fettgewebe verschwinden, das Immunsystem arbeiten, sie senken den Blutzucker, beugen Demenz vor. Der Muskel heilt den Körper. Bente Klarlund Pedersen heißt die Forscherin, die ihr Leben, ihr Wirken den Signalen des Muskels verschrieben hat. Eine kluge Frau.

» In unseren Genen ist kodiert: Wenn du dich bewegst, läuft alles rund. Wenn du die meiste Zeit sitzt oder liegst, dann stimmt was nicht, dann bist du anscheinend krank. Wenn nicht, dann wirst du es. «

ENERGIE KANN MAN MACHEN – JETZT
der muskel produziert medizin

Das Jahrzehnt des Muskels ist angebrochen. Sagen Sportwissenschaftler. Der Muskel steht auf zwei Beinen:

» **Im Fitnessstudio wächst er,
beim Joggen im Park übt er.**«

Und jetzt kommt das Neue: Der Muskel spuckt Wundermoleküle aus, wenn er benutzt wird. Bewegt wird. Angestrengt wird. So ein Wundermolekül heißt Interleukin-6 (IL-6). Ein Botenstoff, ein Kurier, der Botschaften von einer Immunzelle zur nächsten trägt. Ohne IL-6 keine Reaktion Ihres Immunsystems. Ohne IL-6 auch kein erfolgreicher Kampf gegen krank machende Eindringlinge wie Bakterien, Viren, Krebszellen.

Der Hintergrund praktisch jeder Krankheit heißt Entzündung Wissen Sie ja inzwischen. Und bei Entzündungen messen wir grundsätzlich erhöht zwei Stoffe: genau dieses IL-6, genauso auch den Tumor-Nekrose-Faktor TNF. Wissen Sie. Aber jetzt kommt's: Im angestrengten (nicht überangestrengten) Muskel messen wir viel, viel neu ausgeschüttetes IL-6, aber nur wenig schädlichen TNF. Wir können also unser Immunsystem vermehren, stark machen, auf die Beine stellen.

Und dabei spielt der Muskel die Hauptrolle. Wörtliches Zitat von Frau Professor B. Pedersen, Direktorin des Kopenhagener Zentrums für Entzündung und Stoffwechsel:

»Schon immer gewusst haben wir«, so sagt sie, »dass Muskeln schützen vor Bluthochdruck, Zucker- und Herzkrankheit, also den drei Rachegeistern des Wohlstands. Sie schützen aber auch vor Brust- und Darmkrebs. Vor Osteoporose, vor Depression, vor Demenz und Alzheimer. Das haben wir schon lange gewusst.«

Sie auch?

Neu heute: Der Muskel spielt die Hauptrolle für ein starkes Immunsystem. Wir haben dieses Organ gründlich unterschätzt. Tun das auch heute noch.

Starker Muskel – gute Knochen Osteoporose nehmen Sie ernst. Wenn der Arzt Ihnen mit Zahlen bewiesen hat, dass Sie eine haben. Und sei es auch eine noch so geringe. Die Vorstellung von brüchigen Knochen untergräbt das Selbstwertgefühl. Ihre Selbstsicherheit. Man wird unsicher.

Nun wissen Sie vieles. Sie wissen über Vitamin K, über Vitamin D, über Kalzium Bescheid, Sie wissen sogar, dass das Knochengerüst aus Eiweiß, also aus Aminosäuren besteht.

Aber wussten Sie das? Bei der Junioren-Weltmeisterschaft im Gewichtheben wurde die Knochenstärke von Gewichthebern aus 14 verschiedenen Ländern gemessen und verglichen mit gesunden Menschen, die keine Gewichte heben.

Resultat: Die Knochen der Gewichtheber hatten eine durchschnittlich 46 Prozent höhere Dichte und waren geschätzte 50 Prozent stärker (Int. J Sports Med 1990:11:244)

46 Prozent! In Worten sechsundvierzig!

Im Gegensatz dazu brachte eine Studie mit älteren Frauen nach einjährigem Ausdauertraining einen Verlust an Knochenmasse von fast vier Prozent. Was bedeutet, dass Ausdauertraining, also Laufen, Schwimmen, Radfahren, eben nicht gegen die Osteoporose hilft. Kam im nächsten Jahr Krafttraining dazu, ging es mit der Knochenmasse prompt aufwärts.

Es kommt also auf die Belastung an. Gewichtsbelastung. Der Muskel zieht am Knochen – und wer ihn stärkt, stärkt den Knochen.

keine kraft

Wenn Sie drei Wochen im Bett liegen, verlieren Sie bis zu 40 Prozent Ihrer Kraft. Nach dem Herzinfarkt bricht man sich halt dann den Oberschenkelhals. Und kann im Grunde gleich liegen bleiben.
40 Prozent! Das hat man früher zugelassen. Heute verordnen die Mediziner allen Schwerkranken: Krafttraining im Bett. Wenigstens die Mediziner, die das wissen.

der muskel produziert medizin

Was der Muskel noch alles kann

1. Blutdruck senken Früher hätte man einen Arzt ins Gefängnis gesteckt, der einem Bluthochdruckkandidaten Muskeltraining verordnet. Heute weiß man: Muskeltraining wirkt so gut wie ein Medikament. Weil neue Gefäße sprießen, alte verkalkte sich verjüngen und sich weiten. Das Blut wieder besser fließt.

2. Diabetes vorbeugen Die Zuckerkrankheit beginnt im unbewegten Muskel. Muskeltraining macht die Zellen wieder empfänglich für das Blutzuckerhormon Insulin. Ein bewegter Körper kriegt keinen Diabetes. Ein spannender Versuch: Muskelexperte Markus Schülke vom Berliner Universitätsklinikum Charité ließ Menschen mit Altersdiabetes jeden Tag trainieren. Über Wochen hinweg. Aber nur ein Bein. Dann guckte er nach, wie beide Beine auf das Blutzuckerhormon Insulin reagieren. Das trainierte Bein schickte den Zucker wieder schnell ins Gewebe. Das untrainierte Bein litt weiter an Diabetes.

3. Kopfschmerzen vertreiben Wer sich um seine verspannte Schulter- und Nackenmuskulatur kümmert, wird Kopf- und Nackenschmerzen leichter los. Vor allem Frauen leiden häufig unter der »Trapezius-Myalgie«. Kopenhagener Forscher fanden heraus: Der Rückgang der Trapeziusschmerzen korreliert mit der Zunahme der Muskelstärke. Und sie verordnen chronischen Nackenschmerzkandidaten dreimal die Woche 20 Minuten dynamisches Krafttraining.

4. Osteoporose verhindern Ganz was Unangenehmes: Knochenschwund. Fängt schon ab 25 an. Führt dazu, dass man sich im Alter die Knochen bricht. Die Wirbel. Die Oberschenkelhälse, Speichen, Oberarmkopf, Becken … Kann man ganz einfach vorbeugen. Mit Muskeltraining, mit Koordinationsübungen – die verhindern nämlich, dass man über den Teppich stolpert. Der Wechsel zwischen Anspannung und Entspannung lässt nicht nur die Muskeln wachsen. Er stimuliert auch den Stoffwechsel der Knochen.

5. Fett wegschmelzen Der stemmende Muskel bildet Interleukin. Einen Botenstoff, den 50 Millionen Deutsche auf ihre Liste ans Universum setzen würden, wenn Sie wüssten, dass es ihn gibt. Er schmilzt Fett weg. Direkt über dem Muskel ist die Fettschicht dünn. Je größer der darunterliegende Muskel, desto dünner. Tja. Nix von wegen Problemzonen kann man nicht modellieren. Die beiden Botenstoffe Interleukin-6 und Interleukin-15 machen schlank.

6. Entzündungshemmer produzieren Entzündungen im Körper sind für so grauenhafte Lebensqualitätsräuber verantwortlich wie Herzinfarkt, Krebs, Alzheimer, Diabetes ... Kann man alles einfach nicht kriegen. Man muss nur seinen Muskel in Aktion halten. Sport bringt den Muskel dazu, den Wunderheiler Interleukin-6 in hundertfacher Dosis ins Blut zu schütten. Damit er seine segensreiche Wirkung von Kopf bis Fuß entfaltet.

7. Herzinfarkt vorbeugen Japanische Forscher haben den Zusammenhang zwischen der Beweglichkeit des Menschen und dem Zustand seiner Gefäße belegt. In einer Studie an 500 Erwachsenen zwischen 23 und 83 Jahren stellten sie fest: Je beweglicher der Körper, desto elastischer auch die Arterien. Elastische Arterien heißt: Sauerstoff und Nährstoffe kommen an jede Zelle, jedes Organ, auch das Hirn, auch das Herz. Je unbeweglicher der Körper, desto härter die Gefäße. Und dann verkalken und verstopfen sie. Kennen Sie als Arteriosklerose. Kennen Sie als Schlaganfall, als Herzinfarkt. Das steckt dahinter: Ein bewegter Muskel erzeugt Elastin und Kollagen. Und das altruistisch. Nicht nur für sich selbst. Auch für die Gefäße.

Nun wissen Sie, wie Sie ganz einfach Ihr Herzinfarktrisiko senken können. Bewegen und dehnen Sie Ihre Muskeln. Das hält Sie auch noch jung. Wie das optimal geht, finden Sie ab Seite 90.

8. Immunsystem stärken Dass wohldosierte Bewegung das Immunsystem stärkt, das wissen Sie. Aber wissen Sie auch, dass Muskeln eine gigantische biochemische Stoffwechselfabrik sind? Mus-

ENERGIE KANN MAN MACHEN – JETZT
der muskel produziert medizin

keln produzieren Eiweißbausteine direkt aus den neun essenziellen (lebenswichtigen) Aminosäuren. Beispielsweise das Glutamin. Es ist Bau- und Brennstoff aller Immunzellen. Immunzellen verbrennen nämlich keinen Zucker, sondern nur Glutamin. Muskeln sind also die Glutaminlieferanten des Immunsystems. Menschen mit mehr Muskeln haben meist ein starkes Immunsystem. Instinktiv weiß das jedes Tier: Muskulös = stark = potentes Immunsystem = gesund = gutes Genmaterial = attraktives Paarungsobjekt. So einen Klassiker des Paarungsverhaltens kennen Sie sicher auch aus Ihrem Bekanntenkreis.

was ihr muskel für sie tut

» Er stärkt die **Lunge**. Wer sich regelmäßig bewegt, schickt mehr vom Lebenselixier Sauerstoff in den Körper.
» Er ermöglicht, dass wir uns rundum wohl fühlen. Ein bewegter **Rücken** kennt keinen Schmerz, ein lockerer Nacken kein **Kopfweh**.
» Er wendet **Osteoporose** ab: Muskeltraining stärkt die Knochen, schützt weitaus besser vor Osteoporose als Medikamente.
» Er verhindert **Sarkopenie**: Der durch Faulheit verursachte Muskelschwund kann auch im hohen Alter durch Krafttraining rückgängig gemacht werden.
» Er bewahrt vor **Arthrose**: Wer die Muskeln kräftigt, hält den Gelenkverschleiß auf. Und er mildert die Symptome einer Arthritis (entzündetes Gelenk).
» Er macht ein leistungsfähiges **Herz**.
» Er stärkt das **Immunsystem**.
» Er lindert **Depressionen**. Besser als jedes Medikament.
» Er lässt den **Stoffwechsel** rundlaufen, verbrennt Fette im Blut und schützt vor **Diabetes**.
» Er hält den Kopf fit. Sorgt für **Kreativität** – und lässt neue Datenautobahnen im **Gehirn** wachsen.

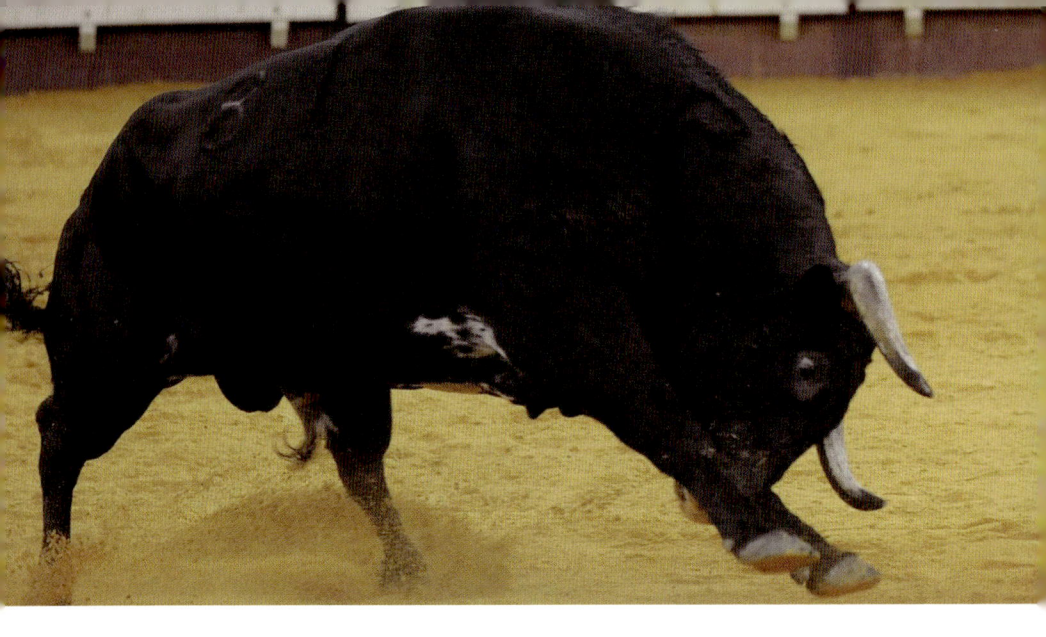

Der Muskel macht schlank

Der Muskel ist der einzige Ort, an dem in nennenswertem Maße das lästige Fett verbrennt. Tut er das, dann heißt das Metabolic Power. Metabolic Power ist ein Gefühl. Der Jugend, der Gesundheit, der Fröhlichkeit, der Dynamik, der grenzenlosen Energie. Ein Stoffwechsel (metabolism), der reibungslos funktioniert. Haben Sie nicht? Hätten Sie gerne? Kriegen Sie. Ganz einfach. Sie müssen sich nur bewegen. Die Muskeln ein bisschen wachsen lassen und sich ein paar mehr Fettverbrennungsenzyme züchten.

Die Urgewalt der Stiere stammt aus prallen, eindrucksvollen Muskelpaketen. Muskelmasse erzeugt also Kraft und Energie. Schon mal nachgedacht, woher der Stier das hat, was Sie auch gerne hätten? Wo der doch eindeutig nur Gras frisst? Gras!

Dass Muskeln aus Eiweiß bestehen, ist uns allen klar. Woher hat der Stier dann das Eiweiß für seine Muskeln? Treffen sich spanische Kampfstiere abends immer hinter der Arena und schleichen sich heimlich ins Steakhaus?

der muskel macht schlank

Woher hat der Stier sein Eiweiß? Wir unterschätzen die Natur. Gründlich. Gras ist Zellulose. Zellulose ist eine Perlenkette aus Glukosemolekülen, die ein bisschen anders, ein bisschen fester miteinander verknüpft sind als in Stärke. Dennoch: Gras, Zellulose nennt der Biochemiker Kohlenhydrate. Diese Glukosekette namens Zellulose kann der Mensch und auch der Stier nicht aufbrechen, nicht verdauen. Deswegen hat der Stier im Magen Bakterien. Und diese Bakterien verwandeln das Gras-Kohlenhydrat in Fettsäuren. Also in Fett. Das war alles. Der Stier ernährt sich von Fett. Und woher kommen dann seine Muskeln? Aus den Bakterien. Die sind natürlich Reineiweiß, Protein. Und die werden vom Stier verdaut. Der Stier ernährt sich also von Fett und Eiweiß. Deshalb sieht er so aus, wie er aussieht. Urgewalt. Kraft. Energie.

Und wenn Ihr Spiegelbild heute früh im Bad dem nicht so ganz gleicht, denken Sie mal über Ihr Frühstücksbrötchen nach. Über Kohlenhydrate. Die der Stier sich jedenfalls verkneift. In jeder Sportzeitschrift, auch heute, 2010 noch, lese ich das fröhliche Märchen: Sportliche Leistung braucht Kohlenhydrate. Das müssen Sie den spanischen Kampfstieren mal erzählen. Da können die nur müde lächeln. Muh!

> *» Der effektivste, schnellste Weg zum Fettverbrenner: Drehen Sie den Kohlenhydrathahn zu!«*

fett weg-kombi

Die Mitochondrien, die kleinen hungrigen Öfchen, die Kraftwerke der Zelle, setzen die Kalorien, den Treibstoff, die Energie, die aus dem Essen oder aus der Fettzelle kommt, in Bewegungsenergie sowie in Wärme um. Wer viele Muskeln hat, kann viel Fett verbrennen. Und wer viele Mitochondrien hat, kann noch mehr Fett verbrennen. Wenn der Muskel arbeitet – und wenn die Enzyme stimmen! Kombinieren Sie gut: Eine Woche keine Kohlenhydrate plus Muskeltraining.

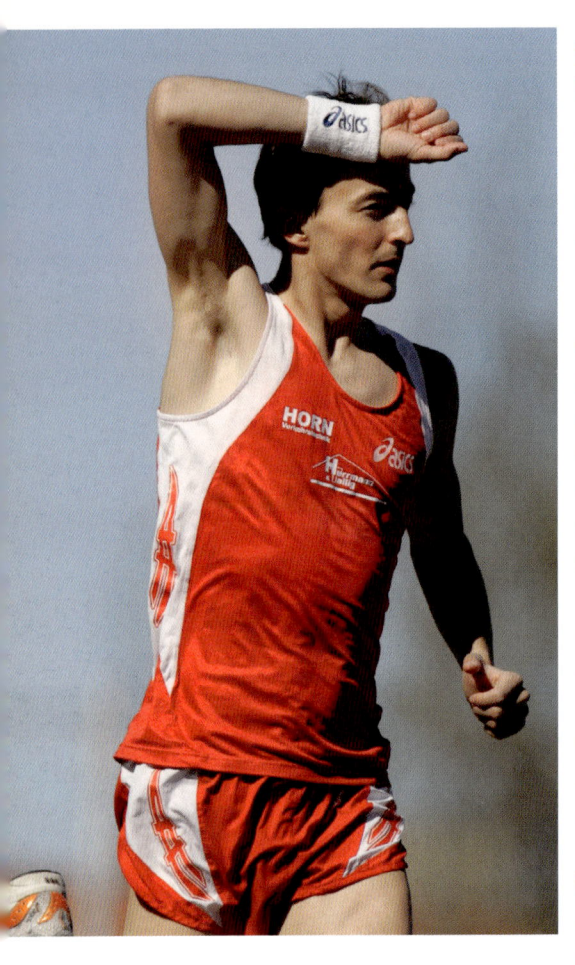

Was verbrennt der Körper – Fett oder Zucker? Gelebt, gearbeitet, auch gelaufen wird mit Zucker genauso leicht wie mit Fett. Ist dem Körper völlig gleichgültig. Zucker und Fett machen im Endeffekt beide das Gleiche: Energie. ATP.

Manche Völker holen sich ihre Energie nur aus dem Fett, wie die Eskimos. Andere Völker praktisch nur aus dem Zucker. Die Deutschen. Dem Körper ist das, wie gesagt, völlig gleichgültig, woher die Energie kommt. Ob aus Zucker oder aus Fett: Es entsteht immer das gleiche ATP.

Gedöns machen nur die Sportler. Und die machen's auch bloß, weil sie etwas nicht verstanden haben. Weil sie sich einbilden, sie hätten einen Fettstoffwechsel. Und immer dann, wenn sie ihn bräuchten, merken, dass sie ihn gar nicht haben.

Wenn der Tank leer ist – also beim Marathon oder längeren sportlichen Ereignissen, wenn sie sich zuckerleer laufen, die Zuckerspeicher in Muskel und Leber ausgehen. Die reichen gerade für 35 Kilometer. Wenn sie mit der Zuckerzufuhr nicht mehr hinterher kommen. Ein völlig natürlicher Vorgang. Und jetzt erwarten, dass ihr Körper umschaltet auf die Fettverbrennung. Von der sie glauben, dass sie sie hätten. Und regelmäßig Schiffbruch erleiden. Eingehen. Die nennen das »Der Mann mit dem Hammer«. Oder »Die Mauer«. Hochdramatische, abendfüllende Storys werden da nach jedem Marathon erzählt ...

der muskel macht schlank

Wer Fett verbrennen will, braucht Fettenzyme Die haben nie verstanden, dass man sich den Fettstoffwechsel vorher macht. Im Alltag. Am Schreibtisch. Indem man dem Körper einfach keinen Zucker gibt und ihn damit zwingt, Fettenzyme zu basteln. Den Fettstoffwechsel aufzubauen. Dazu braucht man längstens eine Woche. So ... nebenbei. Banal. Und dann rennt man den 35-Kilometer-Lauf. Mit Wasser. Nur. Ohne darüber nachzudenken. Man fliegt einfach vor sich hin. Genauso fröhlich wie mit Zucker. Keinerlei Unterschied für den Körper.

Kleine Anmerkung: Es gibt eben doch einen winzigen Unterschied zwischen Zucker und Fett: Für die Fettverbrennung braucht man zehn Prozent mehr Sauerstoff. Hat man aber nicht. Man kann also in der reinen Fettverbrennung nur ein bisschen langsamer rennen – unter dem berühmten Grenzpuls. Im Training merkt man das gar nicht. Im Wettkampf freilich doch: Deshalb, und nur deshalb, versuchen wir im Wettkampf immer genügend Kohlenhydrate im Körper zu haben. Weil wir dann ein kleines bisschen schneller sind. Das ist alles.

spiroergometrie: fettverbrennung kann man messen

Als Abfallprodukte bei der Verbrennung von Fett und Zucker bleiben nur Wasser und Kohlendioxid (CO_2) übrig. Kohlendioxid atmen Sie aus. Und natürlich auch den nicht verwerteten Sauerstoff (O_2). Jetzt kommt's: Verbrennt die Zelle Zucker, wird gerade so viel Sauerstoff verwertet, wie CO_2 wieder ausgeatmet wird. Verbrennt die Zelle dagegen Fett, wird deutlich mehr O_2 verwertet, da zur Fettverbrennung mehr Sauerstoff benötigt wird. Genau diese zwei Gase misst man mit der Spiroergometrie. Und erkennt daran, ob Sie Zucker oder Fett verbrennen. Fragen Sie einfach mal Ihren Internisten, Ihren Sportmediziner nach Ihrem *Respiratorischen Quotienten*.

Wir besitzen also zwei Energietanks: 500 Gramm Zucker in Muskel und Leber. Und einige Kilo Fett. Mancher mehr. Mancher weniger. Der Muskel bedient sich immer aus beiden Tanks. Zucker und Fett. Nur den einen benutzt er mehr, den anderen weniger. Der Zuckertank reicht zwei Stunden. Der Fetttank in der Regel länger, als man sich wünscht.

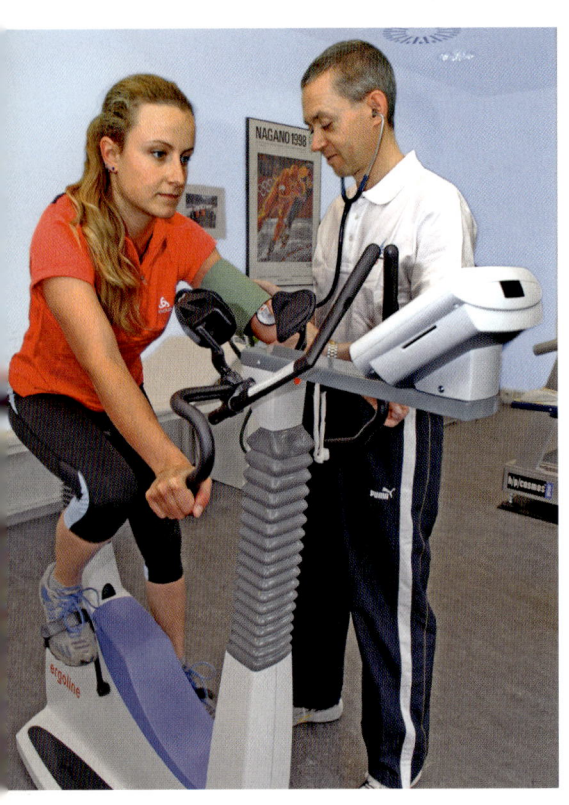

Nun kann man dem Körper beibringen, seine Zuckervorräte sparsam zu gebrauchen Dem Muskel verordnen: Verbrenne mehr Fett. Das will der Abnehmer. Und der Leistungssportler. Das geht ganz einfach, indem man eine Zeit lang keine Kohlenhydrate isst. Und danach: Nur die Mengen, die der Muskel verbrennt. Sie verstehen sicher, dass ein Bauer, der elf Stunden auf dem Feld ackert, mehr Brot und Kartoffeln essen kann als ein sitzender Ingenieur, der täglich seine halbe Stunde läuft.

Und man kann dem Körper beibringen, die Kohlenhydratspeicher zu vergrößern, damit sie ganz lange den Fettstoffwechsel unterstützen. Das will der Leistungssportler. Das funktioniert durch stundenlanges, langsames Fettstoffwechseltraining.

» Die zwei Wege vom Zucker- zum Fettverbrenner: Kohlenhydrathahn zudrehen oder die Kohlenhydrattanks leer trainieren. «

der muskel macht schlank

Das Geheimnis von Höchstleistung – von so richtig viel Energie
Wer Zucker verbrennt, hat keine Ausdauer. Nur, wer sich aus dem Fetttank bedient, hat schier grenzenlos Energie. Nehmen wir den normalen Marathonläufer. Am Kilometerstein 32 sind die Zuckerspeicher leer. Relativ schlagartig. Nach zwei Stunden. Und dann stehen die Muskelzellen dumm da. Die haben keine Energie mehr. Die müssen jetzt plötzlich, wenn sie überleben wollen, auf Fettverbrennung umstellen. Bloß – das können die ja noch gar nicht. Und das merkt der Läufer. Schlagartig wird er langsamer. Schlagartig fällt ihm alles schwer. Was gerade noch leichtfüßig von sich ging, wird jetzt mühsames, schmerzhaftes Herumtapsen. Und seine wenigen willigen Mitochondrien müssen jetzt auch noch mit zehn Prozent mehr Sauerstoff versorgt werden. Das fordert ja die Fettverbrennung. Sauerstoff, den der Läufer ja gar nicht mehr hat. Er wird noch mühsamer atmen und noch langsamer werden. Und von jetzt ab nur noch mit Willenskraft dem Ziel zustreben.

Das offene Trainingsgeheimnis der Weltbesten, der Weltmeister im Marathon lautet völlig logisch: »Ich trainiere häufig die letzten sieben Kilometer!« Die meinen damit: Erst die Muskulatur völlig kohlenhydratleer machen, dann sieben Kilometer rennen. Genau. Das ist die Enzymrevolution. Das haben die geübt, und das sollte jeder Dicke Deutschlands – natürlich bequem sitzend – üben. Diese Umstellung von Zucker- auf Fettverbrennung. Sie

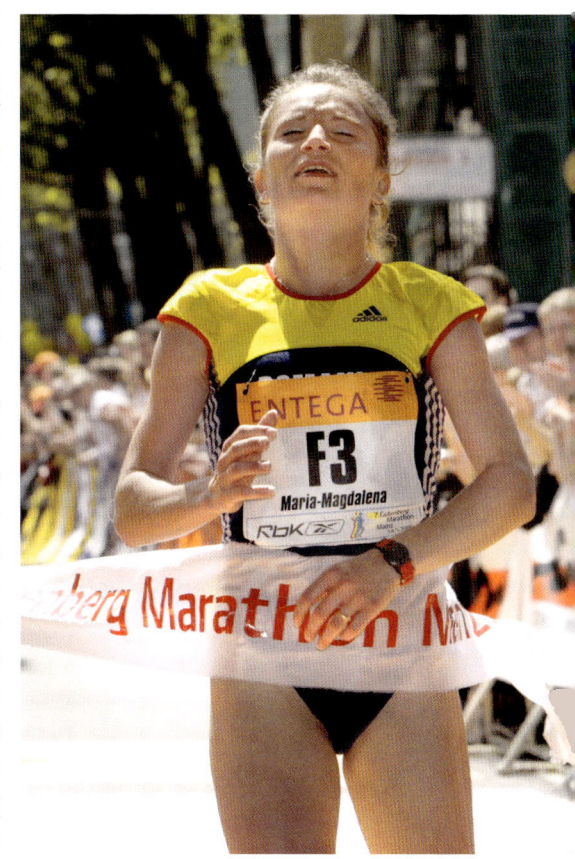

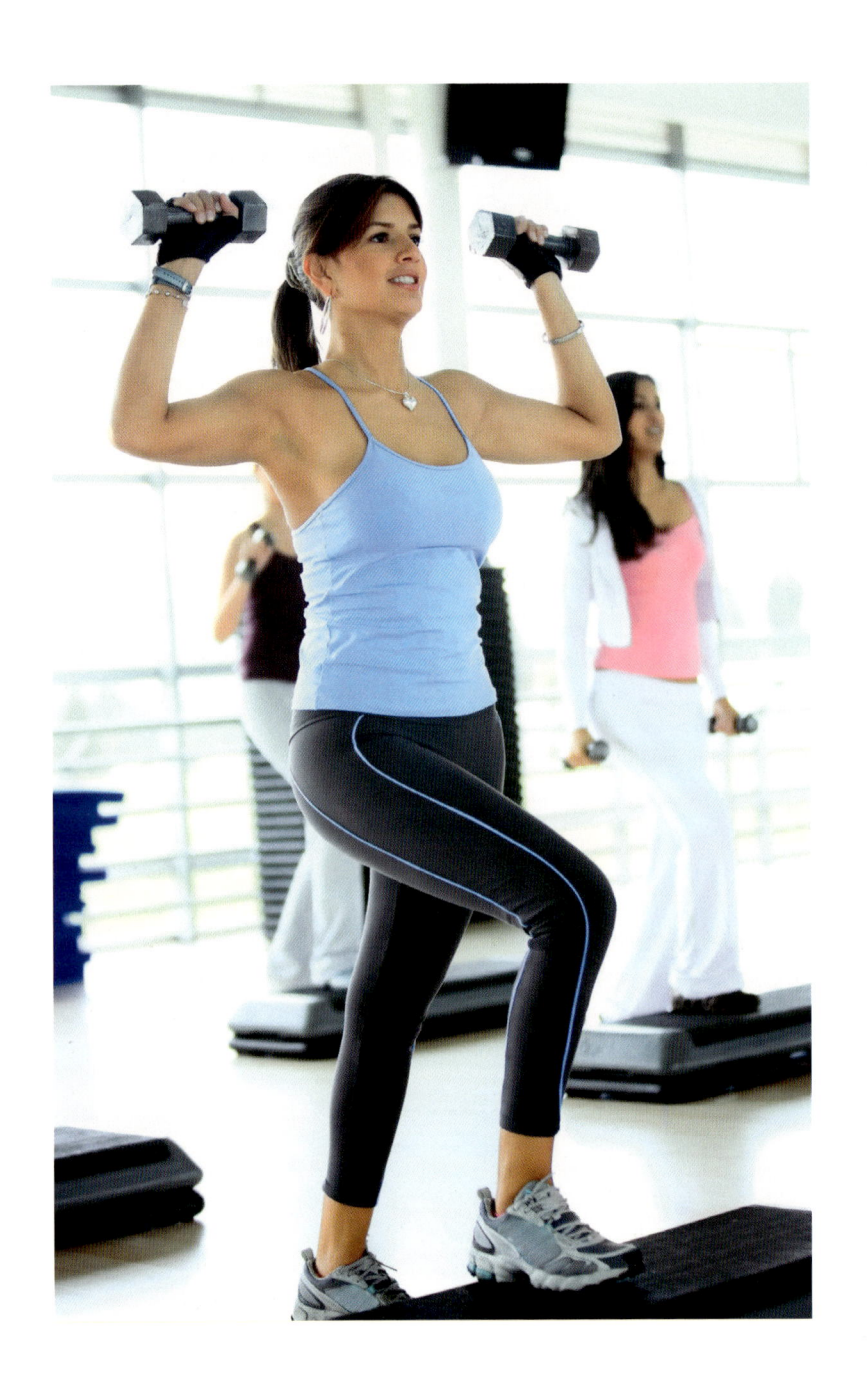

haben zwei Möglichkeiten: Dafür können Sie den Kohlenhydrathahn zudrehen oder die Kohlenhydrattanks leer trainieren.

Das Geheimnis dahinter, das kennen Sie aus meinem Buch »Die neue Diät«: Wenn man den Kohlenhydrathahn zudreht, züchtet man sich mehr Fettverbrennungsenzyme. Nach dem einfachen Prinzip: Use it or lose it. Gebrauch es oder verliere es. Ist kaum Zucker da, wachen die fettverbrennenden Enzyme auf. Sie werden ja gebraucht. Und der Körper schaltet wieder um auf die Fettverbrennung. Und Sie werden schlank. Sogar auf dem Sofa.

Das Fatburner-Geheimnis: der Nachbrenneffekt

Warum Krafttraining beim Abspecken hilft? Man verbrennt doch beim Krafttraining vor allem Zucker und kommt an der Hantel hängend überhaupt nicht an die Fettreserven dran. Egal. Es geht trotzdem ganz schön ran an den Speck. Der Kalorienverbrauch im anaeroben Stoffwechsel ist nämlich sehr hoch. Sie leeren nämlich den Zuckertank aus. Die Zuckervorräte im Muskel werden während des Trainings vollkommen aufgebraucht. Sie basteln sich Wiederholung für Wiederholung eine negative Energiebilanz – die Basis fürs Schlankwerden.

Intensives Krafttraining erhöht den Grundumsatz (den Löwenanteil am Fettpölsterchen-Kaloriennapf). Das nennt man Nachbrenneffekt. Krafttraining zerstört ganz normal Muskelgewebe. Das muss repariert werden, das kostet Energie. Das Training erhöhte den Adrenalinspiegel. Adrenalin treibt Fettverbrennungsenzyme an. Die leeren Zuckerspeicher in Leber und Muskel müssen wieder aufgefüllt werden. All diese und andere aufbauende Prozesse machen den Nachbrenneffekt aus. Die regenerativen Prozesse laufen auf Hochtouren. Und: Regeneration findet im Fettstoffwechsel statt. Krafttraining selbst verbrennt zwar wenig bis kein Fett. Aber die durch Krafttraining ausgelösten intensiven regenerativen Prozesse verbrauchen viel Fett und Eiweiß. Das passiert hauptsächlich im tiefen Schlaf. Dann werden die muskelaufbauenden, fettabbauenden Hormone, wie das Wachstumshormon, ausgeschüttet. Von schlank im Schlaf darf man ruhig träumen.

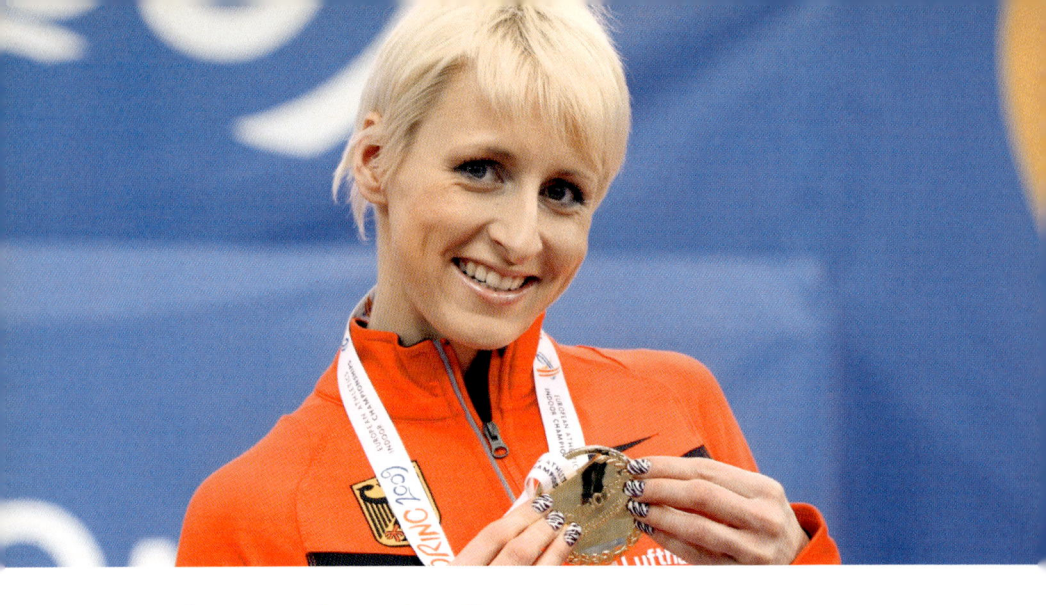

Schönheit kommt von innen

Ein abgedroschener Satz, diese Überschrift. Aber zutiefst wahr. Und damit unzeitgemäß. Denn »von innen« bedeutet, dass Sie selbst verantwortlich sind. Dass Sie selbst etwas tun müssen. Leider völlig unzeitgemäß. Die Kultur der Schönheitschirurgie zeigt das Denken unserer Zeit: Ich? Ich selbst? Nein. Der andere soll arbeiten. Für mich. Meinetwegen mit dem Skalpell.

Wenn aber Schönheit von innen kommt, haben Sie selbst Schönheit in der Hand. Lieber Mitmensch, der sich vor dem Spiegel nicht mag.

Schönheit kann man machen. Das hat gewohnt unnachahmlich Franz Josef Wagner in BILD gedichtet. Darf ich? »Die Frauen der Weltmeisterschaft (Leichtathletik) sind schöner als die Klum-Mädchen, und die schönste ist Ariane. 1,79 groß, 57 Kilo. Cool, lässig, im Verlieren wie im Siegen. Ein neuer Typ Frau kommt auf uns zu. Miss Coolness.«

Die Schönste. Und wissen Sie, woran das liegt? Die Dame hat ihren Körper in den Griff bekommen. Hat den Körper geformt. Und hat deswegen – deswegen! – zunehmende Ausstrahlung. Die von einem Beob-

ENERGIE KANN MAN MACHEN – JETZT
schönheit kommt von innen

achter wie Wagner sogar als Schönheit interpretiert wird. Schönheit ist subjektiv! Vergessen wir immer.

Schönheit hängt am Muskel Fest steht: Der athletische Körper dieser wie jeder anderen Medaillengöttin ist stolz, aufrecht, die Haut straff, das Spiel der Muskeln sanft wie ein Augenzwinkern. Aus jeder Pore strömt Vitalität, Kraft, Jugend. Beneidenswert. Sie kümmern sich um ihre Muskulatur. Dort entsteht Lebensenergie – sie lässt einen Tag für Tag hüpfen, fliegen …

Verändern Sie Ihren Körper!
Die Gebrauchsanleitung lautet ganz einfach:

›› 1. Setzen Sie einen bestimmten BMI fest. 20.
›› 2. Füllen Sie diesen BMI mit Leben: nur Muskeln, kein Fett.
›› 3. Trimmen Sie die Muskeln auf Kraft. Man kann durch den Alltag auch federn, muss nicht schlurfen.

Und dann erleben Sie, dass dieser neue Körper strahlt.
  Wer sogar einen Wagner (kennen Sie seinen Lebenswandel?) begeistert, der muss einfach recht haben.

was braucht der muskel?

In der Fachsprache: Ausdauertraining, Krafttraining, Beweglichkeit, Elastizität. Ich sage: sieben Magische Momente. Übungen, in die auch Yoga einfließt. Yoga ist Extremsport. Ist Kraftsport. Gleichzeitig maximales Beweglichkeitstraining. Ist Dehnen. Viel stärker, als der Laie (das war ich) glaubt. Natürlich braucht der Muskel auch Futter. Wenn Sie siebenmal am Tag an IHN denken und ihn mit Magnesium, Eiweiß … pflegen (mehr dazu später) – dann schenkt er IHNEN Energie. Und ganz nebenbei einen idealen, einen schönen Körper.

BMI mal anschaulich

Der Body-Mass-Index ist für die meisten von uns eine nichtssagende Zahl. Na, dann wollen wir doch mal:

$$BMI = \frac{Körpergewicht}{(Körpergröße\ in\ m)^2}$$

BMI bedeutet also Gewicht in Kilogramm dividiert durch Körpergröße in Meter im Quadrat. Damit ergibt sich bei einer Körpergröße von 1,76 Meter (nämlich meiner Größe) Folgendes:

BMI	entspricht in Kilogramm
18	55,8
20	62
22	68,2
24	74,4

Hatten Sie sich das so vorgestellt? Laut WHO gilt ja als normaler Bereich für den BMI 18,5 bis 24. Jetzt gucken Sie sich bitte noch einmal die obige kleine Tabelle an. Das reicht also von 57 Kilogramm bis 74 Kilogramm. Bei der Körpergröße 1,76. Eine Riesenspanne. Anschaulich machen ist so wichtig.

Jeder Physiker weiß, dass die Basis jeglicher Wissenschaft das Experiment ist. Und das Experiment geht so: Nehmen Sie einen Rucksack, füllen Sie ihn mit 17 Kilogramm. Entweder mit schweren Hanteln oder mit 17 Kilogramm Zuckerpäckchen. Und dann rennen Sie los.

Laufen Sie Ihre täglichen 15 Kilometer mit den zusätzlichen 17 Kilogramm am Rücken. Und erzählen Sie mir bitte nicht, dass Ihre Knie, dass Ihre Hüftgelenke das auf die Dauer nicht spüren würden. Die WHO erlaubt 17 Kilogramm Gewichtsspanne. Sie irrt sich. Das sagt mir mein Knie.

ENERGIE KANN MAN MACHEN – JETZT

schönheit kommt von innen

BMI kennt keine Falten Vielleicht interessieren Sie ja noch zwei Zahlen: Die meisten 100-Jährigen finden sich auf den japanischen Okinawa-Inseln. Die werden seit 25 Jahren systematisch von Wissenschaftlern eines Institutes in Honolulu begleitet und erforscht. Ein Resultat: Der BMI der 100-jährigen Okinawaeser schwankt zwischen 18 und 22. Zeitlebens. Nie höher. Punkt! Damit ist wirklich alles gesagt.

Das bestätigt uns Prof. M. Derwahl (Berlin), der 102 Menschen im Alter von 100 bis 105 Jahren analysiert hat. Durchschnittlicher BMI ist 21.

BMI kennt keine Leistungsgrenzen Natürlich gibt es hier noch eine Steigerung an Gesundheit, an Lebensfreude, an Vitalität. Der BMI setzt sich hauptsächlich zusammen aus Fett und Muskeln. Bei gegebenem BMI, also gegebenem Gewicht, können Sie sich umso mehr Muskeln leisten, je weniger Fett Sie haben.

Deshalb hat der Radprofi Sebastian Lang einen Körperfettanteil von vier Prozent. Der weiß genau, warum: Jedes Prozent weniger Fett heißt mehr Muskeln. Weshalb das gerade für Sie so wichtig ist? Ganz einfach: Muskeln machen schlank. Muskeln machen gesund. Muskeln machen glücklich. Muskeln machen schlau.

Oder: Nehmen Sie die zwei Schnellsten der Welt. Was glauben Sie, was die für einen BMI haben? Nun, er wird offiziell mitgeteilt:

Usain Bolt: BMI 22,4   Tyson Gay: BMI 21,5

Hätten Sie das gedacht? Man kann also Muskelmonster sein und trotzdem ein Traumgewicht haben. Mit Traum meine ich den Traum von 60 Millionen Deutschen. Die ganz andere Bilder von sich morgens im Spiegel sehen.

» Der BMI ist eine nichtssagende, leere Zahl. Mit Muskeln aufgefüllt ist er allerdings das Geheimnis der jungen Alten und der Spitzensportler. «

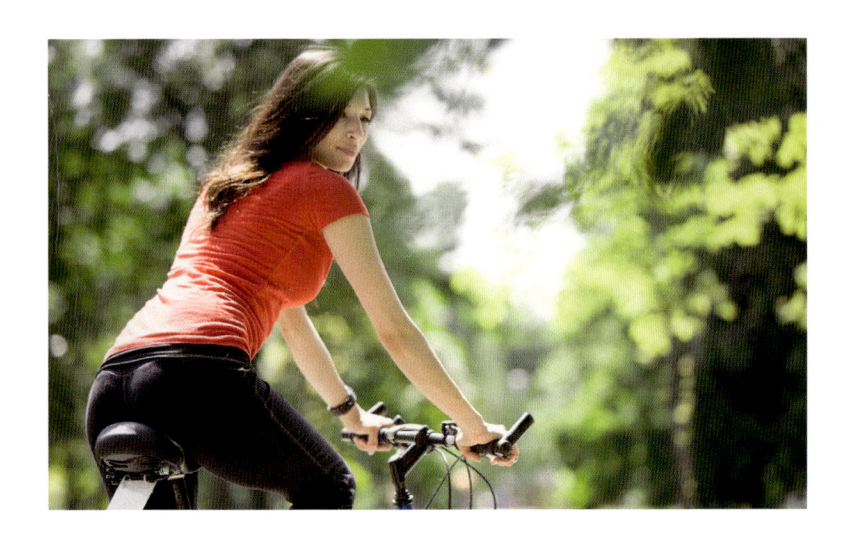

Füllen Sie also den BMI mit Muskeln auf Normalerweise füllt das Alter den BMI mit Fett. Weil Muskeln schwinden. Jedes Jahr ein halbes Pfündlein mehr. Dumm. Denn: Wo verbrennt Fett? Im Muskel. In den kleinen Zellkraftwerken namens Mitochondrien. Dort wird Energie erzeugt. Und Energie verbrannt. Was wird da in der Regel verbrannt? Zucker. Beim Kopfarbeiter, der den Blutzucker ständig oben hält, ständig Nachschub liefert. In Form von süßen Getränken, Nudeln, Brot ... Fett verbrennt nur der Muskel des bewegten Menschen. Allerdings auch nur so lange, wie wenig Kohlenhydrate auf dem Teller liegen.

wie füllt man dann den BMI mit muskeln auf?

1. Indem man sich per Ausdauertraining Fettverbrennungsenzyme züchtet. Und wenn viel Arbeit auf die Enzymlein wartet, sollte man gleich auch eine Zeit lang auf Kohlenhydrate verzichten.
2. Indem man sich den Muskel baut. Ihn so anstrengt, bis er zittert. Siebenmal am Tag. Später mehr dazu.

Problemzonen unantastbar?

Also, schwabbeliger Bauchspeck oder der voluminös-hängende Derrière oder ein zellulitemodellierter Oberschenkel lassen sich gezielt kaum oder nicht verschlanken. So jedenfalls die gängige Schul- und Sportmedizin.

Hat mich immer sehr gestört. Offen widersprechen konnte ich nicht. Aber im persönlichen Gespräch habe ich schon erzählt, dass Bauchspeck gezielt schwindet durch Sit-ups und Eiweiß. Und dass der Derrière sich beweisbar (auch ich habe einen) zu einem Knackpopo verändert durch massives Muskeltraining, am besten auf dem Rad bei maximaler Belastung. Mehrmals täglich. Und meine Ratschläge für oder gegen die Jeans sprengenden Oberschenkel waren ähnlich. Offenbar hatte ich recht.

Denn: Wie so häufig hat die Medizin sich auch in diesem Punkt wieder einmal geirrt. Hat Unfug erzählt. Wissen wir heute.

Frau Prof. Pedersen von der Uni Kopenhagen hat uns bewiesen, dass der Muskel nicht dummes Gewebe, sondern ein sehr aktiver Hormonproduzent ist. Sie nennt so Stoffe wie Interleukin-6, Interleukin-15, also Botenstoffe, die der bewegte Muskel innerhalb von drei Stunden bis um das Hundertfache vermehrt freisetzt, also massiv ansteigen lässt. Botenstoffe, die den Fettabbau stimulieren.

Was dann erklärt, weshalb »die Fettschicht der Haut um so dünner ist, je größer der darunterliegende Muskel ist«, so Prof. Schülte vom Berliner Universitätsklinikum Charité.

Und sie bewegt sich doch! Ihre schwabbeligen Problemzonen lassen sich eben doch gezielt beseitigen. Die einzig winzig kleine Einschränkung dieser guten Nachricht: Sie müssen was tun. Sie selbst. Nicht der Staat. Ausnahmsweise.

Interleukin und die Fettpölsterchen
Die Muskeln produzieren einen Bewegungsfaktor, das Interleukin-6. Je mehr man sich bewegt, umso mehr steigen die Blutwerte des entzündungshemmenden Stoffs an – bis um das Hundertfache. Interleukin-6 signalisiert

dem Fettgewebe, freie Fettsäuren als Brennstoff abzugeben. Weg von der Hüfte – rein in den Muskel! Energie produzieren! In Studien zeigten Forscher, dass Mäuse, die kein Interleukin-6 bilden können, dick werden und Diabetes kriegen. Das Gleiche passiert Menschen, die sich nicht bewegen.

Wenig Interleukin-6 = mehr Entzündung = weniger Fettverbrennung. Macht gleich müde und dick.

Zellulite, Elastin und Kollagen und der Muskel
Wenn Sie Ihren Muskel bemühen, ihn so richtig zum Zittern bringen, dann produziert er Schönheit. In Form von Kollagen und Elastin. Nicht nur für sich selbst. Auch für die Gefäße. Und vor allem auch für das Bindegewebe. Dem Gewebe, das nur Beachtung kriegt, wenn es sich in Sorgenfalten legt, Zellulite heißt. Also: Der Muskel produziert die Stoffe, die Zellulite verschwinden lassen. Das Bindegewebe straffen. Den Po wieder knackig machen. Die Oberschenkel-Orangenhaut in Pfirsich verwandeln. Die winkenden Oberarme athletisch stylen … Ich hör jetzt auf – und Sie fangen an: Jetzt gleich, meine Damen. Und die Sorgenfalten verschwinden auch gleich mit.

» *Das ist neu: Sie können Ihre Problemzonen mit Hilfe der Muskeln einfach wegschmelzen.* «

ein bild gegen problemzonen

Tja, Sie denken an Ihre ungeliebten Reithosen. Die winkenden Oberarme. Und wundern sich … Tun Sie das künftig nicht. Sie wissen: Sie kriegen, was Sie denken. Malen Sie lieber ein Traumbild von sich. Und nutzen Sie die Kraft der Gedanken. Und schon schwindet das Problem auch an Orten, von denen Sie es nie zu wünschen gewagt haben …

Beautyful is powerful

Was Sie mit den sieben Übungen ab Seite 98 ernten – von Kopf bis Fuß

» **Schultern & Nacken:** Kopfarbeiter leiden nicht mehr unter Verspannungen der schlaffen Muskulatur zwischen den Schulterblättern. Der Nacken entspannt. Die Energie wächst.

» **Arme:** Kräftige Arme sehen bei der Frau schön aus, beim Mann imposant. Ein fester Händedruck öffnet beiden die Türen im Geschäftsleben.

» **Bauch:** Untrainiert wölbt er sich unschön über die Hose. Das Becken kippt vor und krümmt die Wirbelsäule. Ein fester Bauch dimmt das Herzinfarktrisiko, zieht die Wirbelsäule lang, entlastet die Bandscheiben, unterstützt die Rückenmuskulatur – und öffnet Türen zu den Herzen. Das tun müde machende Bauchfetthormone in der Regel nicht.

» **Rücken:** Jeder Zweite leidet unter Rückenschmerzen. Das muss nicht sein. Kräftige Rückenmuskulatur und eine gute Koordination beugen garantiert Rückenbeschwerden vor. Da kommt man doch viel beschwingter durchs Leben.

» **Po:** Nichts ist schöner als ein knackiger Allerwertester, ein Becken voller Energie. Zusammen mit Bauch- und Oberschenkelmuskulatur sorgen die Gesäßmuskeln für eine gute Haltung.

» **Beine:** Eine kräftige Beinmuskulatur entlastet alle Gelenke vom Fuß über das Knie, zur Hüfte bis zum Halswirbel. Lässt durchs Leben hüpfen und federn. Da möchte man mit!

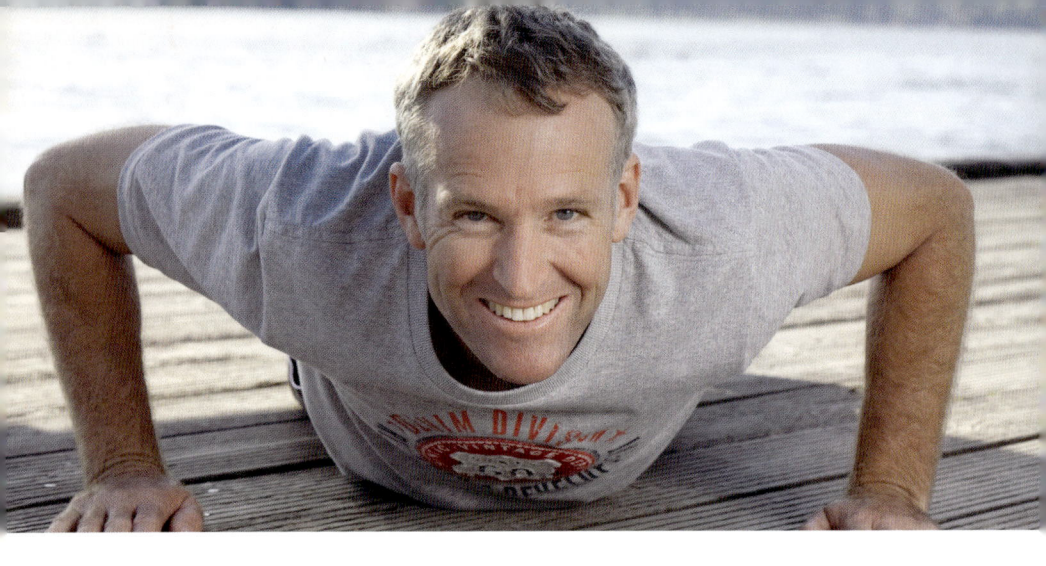

Der Muskel schenkt Ihnen Hormone

Hormone bestimmen Ihr Leben. Leider oder zum Glück. Ganz wie Sie wollen. Das zum Glück lese ich soeben in einer E-Mail:

*»Ich habe die drei Aminosäuren L-Arginin, L-Ornithin und L-Lysin abends vor dem Schlafengehen eingenommen, um die Produktion des Wachstumshormones zu aktivieren. Damit habe ich prima abgenommen, meine Haut war straff und die sportliche Leistung/Regeneration hervorragend. **Ich war um Jahre jünger.«***

Wachstumshormon. Eines der zwei Hormone, die wirklich wichtig sind. The good guys. Wachstumshormon und Testosteron bestimmen Ihr Leben, buchstäblich. Wachstumshormon wird, wie Sie wissen, gespritzt. Täglich, in den Anti-Aging-Kliniken. Aus gutem Grund. Wirkt ja tatsächlich sensationell. Solange man spritzt.

Die Verfasserin der E-Mail ist klüger. Klüger als die Hormonspritzer. Und erntet für ihre Klugheit:

- ❯❯ Prima Fettverbrennung
- ❯❯ Straffe Haut
- ❯❯ Hervorragende sportliche Leistung
- ❯❯ Hervorragende Regeneration

ENERGIE KANN MAN MACHEN – JETZT
der muskel schenkt ihnen hormone

Von ihr selbst zusammengefasst: »Ich war um Jahre jünger.« Sie glauben nicht, wie sehr mich solche Sätze berühren. All das, wofür andere fürchterlich kompliziert kämpfen, kriegt man nämlich auch geschenkt – von der Natur. Gewusst wie.

Natürlich ist das Doping. Naturdoping. Und natürlich kriegen das meine Sportler. In Ampullen ...

Wichtig: Meine »Sportler« kriegen das

Hier liegt nämlich der Hund begraben. Hilft Ihnen alles nix, wenn Sie sich nicht bewegen. Denn wer spuckt denn die Hormone aus? Der Muskel. Er gibt den Reiz dazu. Wann wird denn Wachstumshormon gebraucht? Wenn man wächst. Tut man irgendwann nicht mehr. Aber es gibt noch jemanden, der wächst. Gerne. Ein Leben lang. Und dafür fordert er Hormone an. Genau: der Muskel. Muskeltraining ist das stärkste Stimulans für die Bildung von Wachstumshormonen. Denn die winzig kleinen Verletzungen, die der Muskel durch das Krafttraining erfährt, müssen repariert werden. Und dafür braucht er das Wachstumshormon. Muskeltraining macht jung – ohne Spritzen. Und viel billiger. Locken Sie täglich Ihr Wachstumshormon. Und Sie sehen: Die Muskelmasse nimmt zu, das Fett schmilzt weg, die Haut strafft sich, das Immunsystem wird stärker. Falten verschwinden, die Knochendichte nimmt zu und die Arterienverkalkung ab. Auch Libido und Konzentration nehmen zu. Die Haare wachsen besser, und gute Laune kommt auf. Ein Wunder. Macht der Muskel!

Der Muskel produziert Dynamik

Motivation, der innere Antrieb, dieser wundervolle verführerische Drang, etwas zu unternehmen, ist hormonell bedingt. Wird von Hormonen gesteuert. Dopamin, Noradrenalin und Co. sind solche Hormonkandidaten – das weiß jeder Raucher genauso wie jeder Kokainschnupfer oder Speedabhängige. Und das Prinzip Testosteron können wir beim Sieger der Tour de France live miterleben.

Nur – was offenbar wenige Menschen wissen: Genau diese Antriebshormone produziert der Mensch, wenn er seine Muskeln benutzt. Deshalb haben fitte Menschen, die sich täglich bewegen und sich um ihre Muskeln kümmern, ganz andere Antriebshormonlevel als die untüchtigen Sitzenbleiber. Das Wichtigste für den Kopfarbeiter: Das sind nämlich nicht seine Titel, nicht sein Wissen, nicht seine Bücher. Nein, das sind die innere Durchsetzungskraft, der innere Antrieb. Der entscheidet über Erfolg oder normales Leben. Und das kann man über die Hormone beeinflussen. Mit Sport. Mit Eiweiß. Mit Zink.

Innerer Antrieb hat einen Namen: Testosteron Dieses Hormon wird bis heute auch in der Medizin sehr einseitig betrachtet und bewertet. In der allgemeinen Meinung gibt es Testosteron ja nur beim Mann. Für einen eindeutigen Zweck. Und dann ist die gemessene Tatsache, dass das Testosteron so nach 40 Jahren deutlich absinkt, höchstens einen Schulterzucker wert. Nach dem Motto: In dem Alter braucht man's doch nicht mehr. Da gibt es jetzt ein Umdenken. Sie finden jetzt in Ärztezeitschriften wie »Der Hausarzt« so Sätze wie: *Das Testosterondefizit ist eine echte Erkrankung.* Hat man doch zeigen können, dass bei gesunden Männern mit tiefem Testosteron viel häufiger ein metabolisches Syndrom oder ein Diabetes vorkommt. Und dass Menschen mit bewusst gebremstem Testosteron (bei Prostatakarzinom) meist sehr rasch sehr dick werden und Diabetes, Bluthochdruck und erhöhte Blutfettwerte auftreten.

Resultat 1: Testosteron wird heute bei übergewichtigen Männern sehr viel häufiger kontrolliert. Und sehr viel häufiger substituiert.

die muskeln und der sex

Wer kurbelt die Testosteronproduktion an? Der Muskel. Beim Laufen und im Krafttraining. Dann wird Testosteron produziert, das Fett verbrennt, Jugend zurückbringt, Muskelmasse, Stärke, Selbstbewusstsein – und die Lust am Sex. Das wissen Sexualberater. Darum schicken sie ihre Klienten erst mal ins Fitnessstudio. Träumen Sie nicht länger, locken Sie Ihr Testosteron – und hoffentlich macht Ihr Partner mit.

ENERGIE KANN MAN MACHEN – JETZT
der muskel schenkt ihnen hormone

Resultat 2: Finden Sie in der Werbung in Ärztezeitschriften. Dort lesen Sie seit neuestem fett gedruckt: *Fettleibigkeit, Antriebslosigkeit, Depression, Libidoverlust …*

Wenn Sie jetzt an Testosteronmangel denken, denken Sie richtig.

Sie kennen meine Rolle als Übersetzer. Testosteron übersetze ich Ihnen nicht nur als wesentliches Schlankhormon, sondern noch wichtiger mit »innerer Antrieb«. Und weiß genau, wovon ich spreche. Wie hoch also ist Ihr freies Testosteron im Blut? Oder geht Sie das alles wieder nichts an?

Die Power kann man messen

Wenn ich eine Gruppe meiner Seminarteilnehmer durchmesse, finde ich jeden Testosteronspiegel von 10 bis 50. Darum gibt es auch so viele verschiedene Männer. Ein himmelweiter Unterschied, ob jemand mit 12 oder mit 48 durchs Leben läuft. Geht das Testosteron aus, verschwindet die Jugend. Im Kopf, im Körper und in der Körpermitte. Muskeln schwinden, Fett lagert sich ein, statt Lust macht sich Frust breit.

Gleiche Gesetze gelten für die Frau. Sie hat verglichen mit dem Mann immerhin auch zehn Prozent der Menge Testosteron im Blut, weil ja auch die Nebennierenrinde und die Eierstöcke Testosteron bilden. Aber auch bei einer Frau finde ich tiefnormale Spiegel – bei der deutschen Hausfrau. Die Powerfrau mit hochnormalem Testosteronspiegel dagegen ist Hausfrau, Mutter, Geschäftsfrau, Sportlerin – alles in einem. Es gibt solche Frauen. Ich habe Glück, eine davon ist meine – ein Kampfreh.

Der Muskel sorgt für Glückshormone

Sport gilt heute als Antriebssteigerer, als Antidepressivum Nummer eins. Wirkt dauerhafter und zuverlässiger als jede Tablette. Ursache sind natürlich die durch Sport freigesetzten Glückshormone Serotonin und die Endorphine. Aber Vorsicht: Diese Hormone bestehen aus Eiweiß. Und an Eiweiß fehlt es leider oft bei antriebslosen Menschen!

» Die Hormone der Sieger produziert man über den Muskel: Testosteron, Noradrenalin, ACTH … «

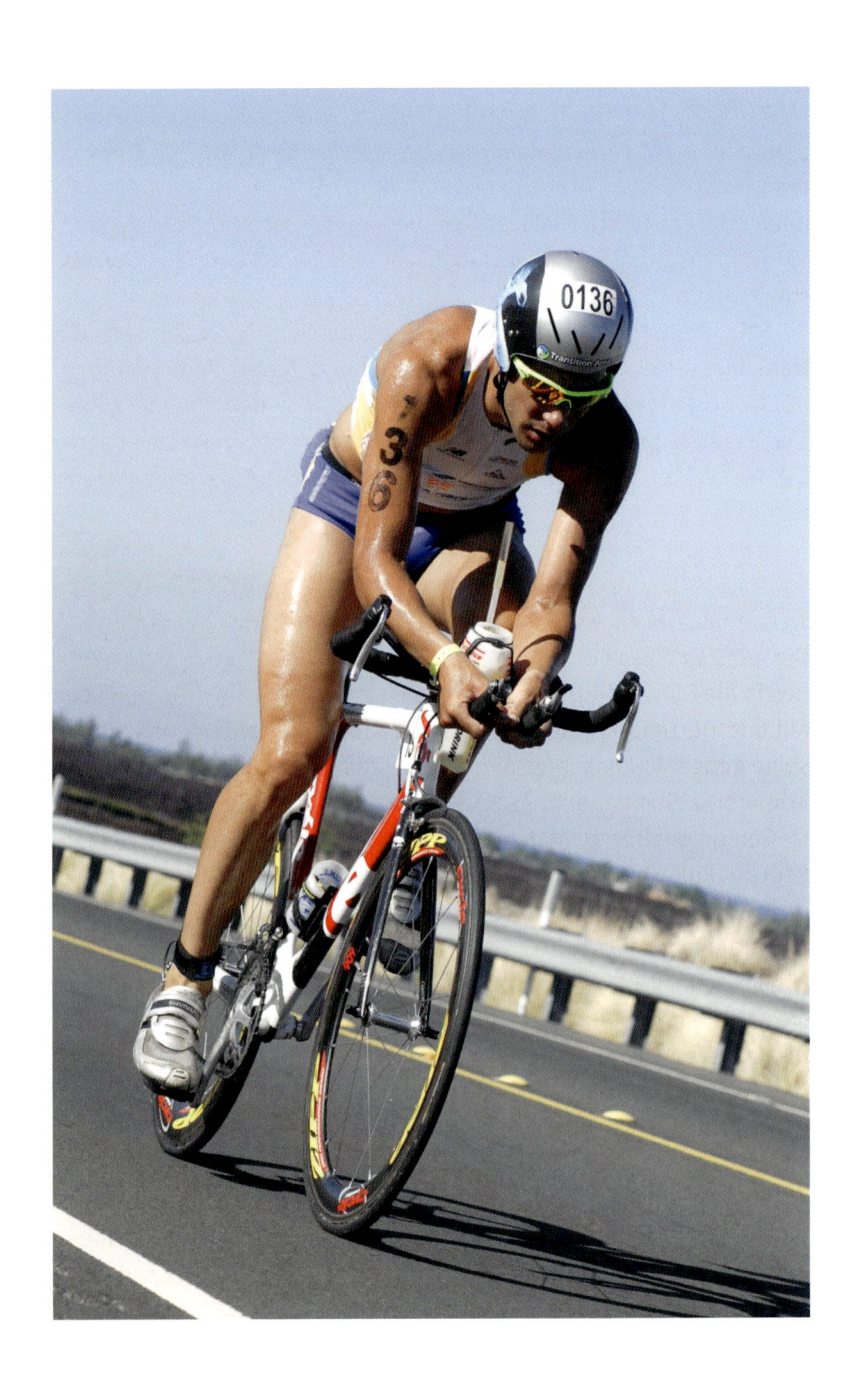

ENERGIE KANN MAN MACHEN – JETZT
der muskel schenkt ihnen hormone

Die Muskeln machen klug! Während der Kniebeuge kommen Ihnen die besten Ideen. Kein Wunder. ACTH schießt ins Blut. Das Hormon senkt den Blutdruck und damit den Puls, es entspannt den Körper auf herrliche Art. Gleichzeitig macht es den Geist hellwach, scharf und kristallklar. Deshalb nennt man ACTH auch das Kreativitätshormon (Hollmann 1988).

Sein Mitspieler ist das Hormon Noradrenalin. Auch das setzt die Nebenniere frei, wenn Sie Ihre Muskeln trainieren. Gemeinsam mit ACTH lockt Noradrenalin das Beta-Endorphin – den Botenstoff des Glücks. Und dieser Hormoncocktail ist das Geheimnis der Sieger. Der Menschen, die immer gewinnen – in der Arbeit, beim Schach, im Gespräch.

Muskeln erziehen die Stresshormone Krafttraining produziert freilich auch vermehrt Stresshormone: Adrenalin und Cortisol. Die größten Killer der Jugend. Zu viel Adrenalin schlägt langfristig Kerben in die Blutgefäße, führt zu Arteriosklerose und somit zu Schlaganfall und Herzinfarkt. Cortisol ist das Hauptstresshormon, es entfaltet seine giftige Wirkung langsam, aber sicher. Es wirkt katabol, das heißt Körpereiweiß abbauend. Es zerstört das Immunsystem und die Zellen im Gehirn. Gestresste Manager haben in der Regel doppelt so viel Cortisol im Blut wie Gärtner – und sogar mehr. Krafttraining hebt also den Adrenalin- und den Cortisolspiegel an. Darum sollten Sie regelmäßig Krafttraining machen.

Sie denken: Will er uns jetzt umbringen? Nein. Dadurch reguliert sich das ganze Hormonsystem. Der Cortisolspiegel steigt nur kurzfristig an, der trainierte Körper reguliert das schnell wieder herunter. Und – die beste Nachricht – das panzert fürs Leben. Stresssituationen wie Prüfungen, Ehekrach oder Gehaltsgespräche stecken Sie einfach lockerer weg.

Eine spanische Studie an Judokämpfern zeigt: Sieger haben beim Wettkampf und danach deutlich mehr Cortisol im Blut als Verlierer. Kurzfristig. Kurzfristig ist Cortisol eine Powerspritze. Wissen auch Profiradfahrer …

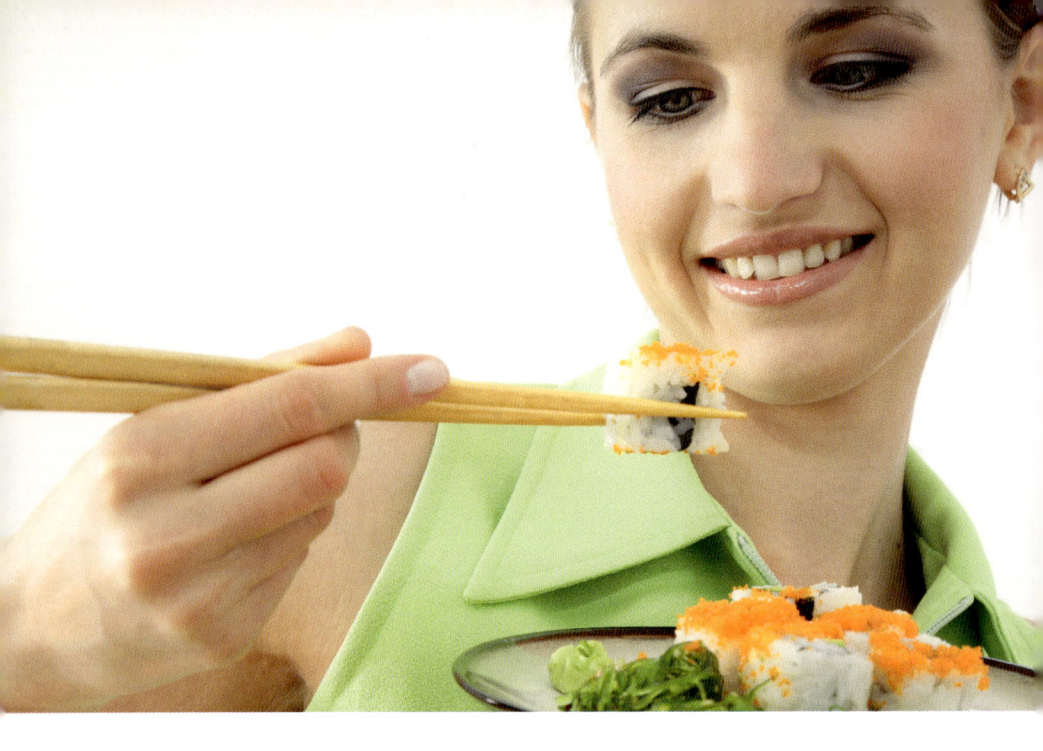

Metabolic Power und der Muskel

Metabolic Power heißt: Muskeln verbrennen Fett. Dazu kann man sie bringen. Im Sessel. Mit dem, was man isst. Oder nicht isst. Kohlenhydrate stoppen die Fettverbrennung. Metabolic Power braucht aber Eiweiß, essenzielle Fettsäuren aus Fisch und Oliven und Nüssen sowie die kleinen Mikronährstoffe namens Vitamine, Mineralien & Biostoffe der Pflanze. Die sorgen für einen regen Stoffwechsel, für fleißiges Reparieren von Schäden an der Zelle (= Gesundheit und Jugend), für gute Gedanken und für grenzenlose Energie!

Woher kommt denn Lebensenergie? Ganz einfach – was lässt z. B. eine Pflanze wachsen? Licht, Sauerstoff und Nährstoffe.

» **Licht** haben Sie. Hoffentlich. Täglich. Tanken Sie draußen, in der Natur. Wenigstens 30 Minuten. Sonst werden Sie müde, antriebslos, depressiv, krank. Gehen ein wie ein Pflänzlein. Das Sie deshalb ja ganz selbstverständlich wohl dosiert dem Licht aussetzen.

» Sauerstoff. Haben Sie auch. Wenig natürlich. Sonst hätten Sie dieses Buch nicht in der Hand. Sauerstoffmangel macht müde. Raubt Energie. Kennen Sie aus dem Fernsehen, aus dem Bundestag. Schlafen alle. Chronischer Sauerstoffmangel. Müsste man mal Sauerstoffmasken hinhängen.

Sauerstoff kann man mehr kriegen. Tiefer atmen. Und die Beine bewegen. Bewegung schickt 100 Prozent mehr Sauerstoff in Ihren Körper.

Vorsicht! Da könnten auch Sie ganz plötzlich aufwachen ...

» Nährstoffe. Haben Sie auch. Nur: Vom einen zu viel. Vom anderen zu wenig. Fett, Kohlenhydrate, im Notfall auch Eiweiß, dienen der Zelle als Brennstoff. Daraus macht die Zelle Energie für Sie. Und weil Energie nicht einfach vergeht und der Körper klug ist, parkt er den Überschuss an Brennstoff – also das Fett, das Sie zu viel essen oder die Kohlenhydrate, die Sie zu viel essen – in einer Art Batterie, Ihrem Energierucksack, dem Fettgewebe. Den tragen Sie mit sich herum. Der raubt Ihnen Energie.

> *» Woraus bastelt sich der Körper träge machendes Fett? Aus Zucker, aus Kohlenhydraten! «*

Metabolic Power in einer Woche
Wollen Sie Metabolic Power einmal wirklich spüren? Dann machen Sie Folgendes – nur eine Woche lang:
» Gehen Sie täglich 30 Minuten spazieren. Machen Sie die sieben Übungen ab Seite 98.
» Lassen Sie alle Kohlenhydrate weg. Null!
» Essen Sie rohen fetten Fisch, Nüsse und Gemüse.

Sie mögen keinen rohen Fisch? Dann besorgen Sie sich ein gutes Eiweißpulver, mixen Sie sich täglich vier Shakes, nehmen Sie Omega-3-Kapseln, ein gut dosiertes Vitalstoffpräparat. Nüsse und Gemüse werden ja kein Problem sein.

Eine Woche lang! Und Sie spüren ab dem dritten Tag, was Metabolic Power ist. Ein Gefühl. Eines, das Sie nicht mehr missen mögen. Dieses Gefühl enthält Elemente von Dynamik, Energie, Fröhlichkeit, Selbstbewusstsein, Leichtigkeit, Freude … Aber was rede ich. Fühlen Sie lieber selbst. Es kostet Sie gerade mal eine Woche.

Mehr lesen Sie auf S 68 ff.

so machen sie sich täglich metabolic power

Achten Sie auf:

1. Viermal täglich Eiweiß – ohne Fett
2. Keine träge machenden tierischen Fette
3. Viel wach machende essenzielle Fettsäuren aus Fisch, Oliven und Nüssen
4. Jede Menge pflanzliche Vitalstoffe aus Gemüse und saurem Obst, wie Äpfel oder Beeren
5. Genug Jod für die Energiezentrale (steckt in Algen und Fisch)
6. Viel Selen für ausreichend T4-Metabolic-Power-Hormon. Davon ist zu wenig im Essen, da müssen Sie zum Apotheker
7. Drei Liter Wasser verteilt über den Tag
8. Keine Kohlenhydrate – zumindest so lange, bis Ihr Muskel so aktiv ist, dass er Kohlenhydrate verbrennt, bevor sie sich in Form von Fett z. B. auf Ihren Hüften niederlassen
9. Genug Phosphor, Magnesium und Eisen – mehr lesen Sie ab Seite 75

metabolic power und der muskel

Muskelfutter

Kann man den Muskel wachsen lassen – ohne dass man sich anstrengt? Tja. Ein Wunsch, den jeder von Ihnen ans Universum schicken würde, wenn …

Und das erfüllt es prompt.

Muskeln ohne Sport? Behauptet wird viel auf dieser Welt. Es zählt einzig und allein das, was Sie persönlich erfahren.

Da behauptet doch einer der weltweit führenden Eiweißforscher, Prof. Wolfe, dass allein der Verzehr von Eiweiß Muskelwachstum stimuliert. Ohne Sport. Und dass dieses Wachstum zunimmt mit der Eiweißmenge. Gemessen bis hinauf zu 4 g/kg Körpergewicht Eiweiß. 4 Gramm? Kurz überschlagen: Bei 60 kg heißt das 240 g Eiweiß.

Viele Deutsche, also viele von Ihnen, kommen mit solchen internationalen wissenschaftlichen Fakten schwer zurecht und schreiben mir erstaunte (höflich ausgedrückt) Briefe.

Also gut. Es zählt einzig und allein die persönliche Erfahrung. Bitte erlauben Sie mir also, aus einem Brief zu zitieren:

»Vor etwa fünf bis sechs Wochen habe ich angefangen, täglich Eiweiß zu mir zu nehmen. Jetzt ist mir aufgefallen, dass ich richtige Armmuskeln bekommen habe, die sich schon bei kleiner Anspannung heben – und dies ohne jeglichen Sport! (Ich hatte in meinem Leben noch nie Armmuskeln!).«

Noch Fragen? Wissen Sie: Manchmal wissen Wissenschaftler.

Und ich weiß da noch viel mehr: Eiweiß. Glutamin. Spinat … Es gibt jede Menge legales Doping. Dazu mehr auf den nächsten Seiten.

> »Muskeln ohne Sport? Ja, sagt die Wissenschaft: Eiweiß lässt den Muskel wachsen.«

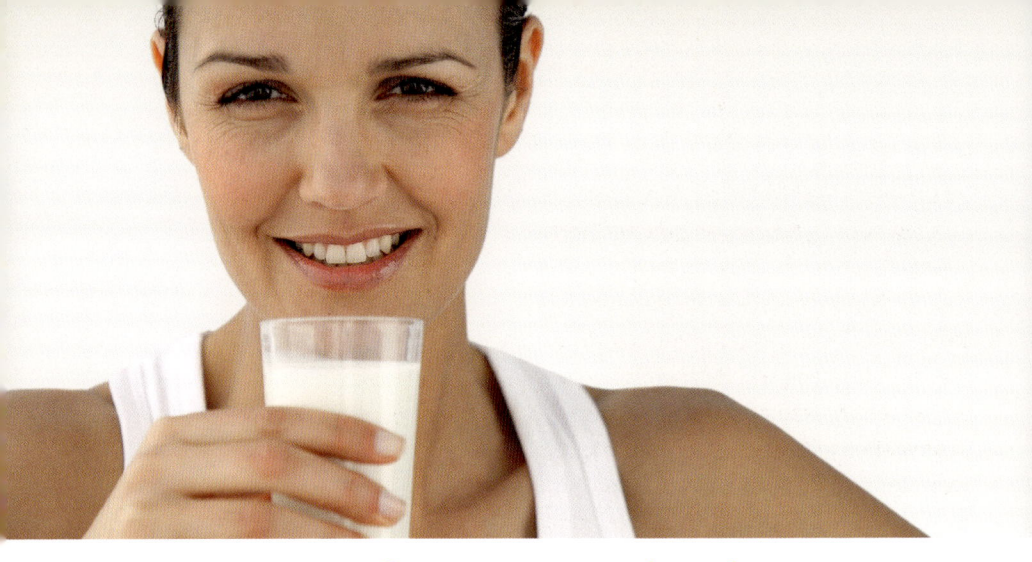

Warum der Muskel Eiweiß mag

Muskeln entstehen jeden Tag neu. Dort, unter Ihrer Haut, wird abgebaut und aufgebaut. Das hat auch Vorteile: Muskeln speichern Eiweißbausteinchen namens Aminosäuren und können sie auch wieder abgeben. Darum schwindet der Muskel, wenn Sie hungern und kein Eiweiß essen. Da gibt der Muskel Stoff her für das dem Körper wichtigere Organ, für das Gehirn. Kann sonst kein Organ. Andersherum: Wenn Sie nun einen Quark essen oder einen Eiweißshake trinken, driften die kleinen Bausteinchen des Lebens in die Blutbahn, und die Muskelzelle nimmt sie auf. Wann hat die Muskelzelle Hunger? Klar. Nachdem sie was getan hat. Direkt nach dem Sport ist die Aminosäurenaufnahme im Muskel fast dreimal so hoch wie sonst. Kluge Menschen nutzen das aus. Essen den Quark nach dem Hanteln. Und das ist neu: Es gibt praktisch keine obere Grenze für die Aufnahme von Aminosäuren in den Muskeln – und damit für den Muskelaufbau. Kurz gesagt: Mehr Eiweiß bedeutet mehr Proteinaufbau, bedeutet mehr Muskeln. Ich höre ihn gerade, den kollektiven Aufschrei deutscher Ernährungsberater, die immer noch predigen, dass mehr Eiweiß auf keinen Fall zu mehr Muskelaufbau führt. Nun ja: Forschung dient dazu, altes Wissen zu erneuern. Leider dauert das in der Regel sieben bis 15 Jahre, bis das zu gewissen Gehirnzellen durchdringt.

Wie viel Aminosäuren speichern die Muskeln?

An der Universität Texas arbeitet Prof. Wolfe, erforscht den Muskeleiweißstoffwechsel. Und er guckt da ziemlich genau hin, wie viel Eiweiß der Muskel so in mehr Masse anlegt. Das ist nicht irgendwer. Prof. Wolfe und sein Team gelten mit über 300 wissenschaftlichen Publikationen als die Weltexperten auf diesem Gebiet. Seine Kernaussage: Die Eiweißsynthese im Muskel flacht zwar nach einer bestimmten Menge der Eiweißzufuhr ab. Aber selbst bei der extrem hohen Eiweißzufuhr von bis zu vier Gramm pro Kilogramm Körpergewicht werden immer noch zusätzlich 20 Prozent des Eiweißes in die Muskeln transportiert – und wirken dort aufbauend! Vier Gramm – das ist dreimal so viel Eiweiß, wie wir normalerweise essen. Bodybuilder wissen das seit 30 Jahren. Das sind eben Praktiker.

Wichtig: Solche Megamengen Eiweiß von vier Gramm pro Kilogramm Körpergewicht sollen Sie bitte nicht essen. Auf keinen Fall. Warum? Ganz einfach wegen der anderen 80 Prozent. Die werden nämlich zu Energie verbrannt. Und das verbrennt nicht immer sauber. Hinterlässt Harnstoff, der entsorgt werden muss. Das wäre auf Dauer nicht gut.

eiweißlager – überlegene natur

Höhere Muskeleiweißspeicher sind ein echter Überlebensvorteil in der Natur. Wenn ein Löwe eine Antilope frisst, speichert er ein Maximum an wertvollen Antilopen-Aminosäuren ab. Das passiert in den Muskeln. Aminosäuren wären auch viel zu wertvoll, um sie einfach nur für Energie abzufackeln. Höhere Muskeleiweißspeicher liefern den Baustoff für das Immunsystem und die Zellreparatur. Es ist daher vollkommen logisch, dass die Natur keine Obergrenze für die Eiweißabspeicherung eingerichtet hat.

Wie viel Eiweiß brauchen Sie zum Muskelaufbau?

Es kommt darauf an, was Sie erreichen wollen. Nicht jeder will ein Arnold Schwarzenegger werden. Immerhin ist dieses massige »Schönheitsideal« der 80er Jahre ziemlich aus der Mode gekommen. Aber vielleicht wollen Sie einen Muskelzuwachs haben, der auch Ihrem tatsächlichen Training entspricht. Bei zwei Gramm Eiweiß pro Kilogramm Körpergewicht liegen Sie mit Sport goldrichtig für den Muskelaufbau. Und zwei Gramm werden heute sogar von der DGE als unbedenklich erklärt.

Je mehr essenzielle Aminosäuren Sie bekommen, desto mehr wird die Eiweißsynthese in den Muskeln hochgefahren. Achten Sie also darauf, dass Ihr Proteinpulver mindestens eine biologische Wertigkeit von 100 hat.

> *» Täglich 110 bis 130 Gramm tierisches Eiweiß bremst den Muskelverlust im Alter deutlich. «*

Bauen Kohlenhydrate Muskeln auf?

Bis vor einiger Zeit glaubte man noch, dass vor allem Hormone wie Insulin, das nach dem Verzehr von Kohlenhydraten ausgeschüttet wird, die Aminosäurenfabriken in den Muskeln anwerfen. Aber die Wahrheit ist: Kohlenhydrate und Insulin regen die Eiweißsynthese in den Muskeln kaum an. Eine leichte Insulinausschüttung dirigiert die Aminosäuren lediglich besser in Richtung Muskelzellen. Eine Banane (Fruchtzucker) oder etwas Milch (Milchzucker) reicht dafür schon aus. Viele kleine eiweißreiche Mahlzeiten, verteilt über die Zeit nach dem Training, halten diesen Eiweiß-Insulin-Push in die Muskeln schon aufrecht. Ist Ihr Ziel Gewichts- und Fettabbau, sollten Sie Ihren Insulinspiegel möglichst flach halten und nicht andauernd mit kleinen Mahlzeiten hochtreiben. Sonst kommen Sie nicht an die Fettdepots heran. Tatsächlich fahren vor allem die essenziellen Aminosäuren selbst die Eiweißsynthese hoch – direkt vor, während und nach dem Muskeltraining. Übrigens für viele von Ihnen neu: Die essenziellen Aminosäuren kann man im Blut messen ... und erschrickt und versteht (!) für das ganze folgende Leben.

Eiweiß-Timing Häufige Frage: Sollte man Eiweiß vor oder nach dem Training nehmen? Es kommt auf Ihr Trainingsziel an.

Szenario 1: Sie laufen, trainieren zum Fettabbau und für die Ausdauer.

Hier macht es wenig Sinn, Aminosäuren vor dem Training einzunehmen. Diese würden dann eher zu Energie abgebrannt und größere Mengen Harnstoff hinterlassen.

Szenario 2: Sie wärmen sich kurz auf und trainieren für den Muskelaufbau.

Professor Wolfe hat anhand mit Isotopen markierter Aminosäuren getestet, welches Eiweiß-Timing die größte Wirkung auf die Proteinsynthese und den Muskelzuwachs hat. Das Ergebnis: Schon während des Trainings nehmen die Muskeln dreimal so viel Aminosäuren auf. Der Muskelzuwachs war eindeutig am höchsten bei Eiweißeinnahme direkt vor dem Muskeltraining. Direkt nach dem Training bringt die Eiweißzufuhr immer noch mehr, als wenn Sie damit zwei Stunden warten. Die Muskelproteinsynthese ist unmittelbar nach dem Sport mit Aminosäuren um 291 Prozent erhöht, bevor sie dann langsam wieder abflacht. Mit einem Eiweißshake nutzen Sie genau dieses Zeitfenster. So bekommen Sie die Aminosäuren am schnellsten zu den Muskelzellen.

Und noch etwas zeigte Prof. Wolfe: Wenn die Aminosäurenzufuhr während oder nach dem Sport unter einen bestimmten Wert fällt, wird die Eiweißsynthese in den Muskeln gestoppt. Sie hätten sich das Training also sparen können. Und genau das ist die häufigste Form des Fitnesstrainings und ganz besonders auch des Lauftrainings in Deutschland: Nulltraining aus Unwissenheit. Unser Rat: Messen statt glauben!

Braucht Kraftausdauer Kohlenhydrate? Kraftausdauer ist natürlich der entscheidende Punkt für uns Schwimmer, für uns Läufer, für uns Radfahrer. Auch nach Stunden wollen wir uns kräftig durchs Wasser ziehen, kräftig mit den Beinen nach vorne abdrücken. Frage, von Ihnen immer wieder gestellt: Welche Rolle spielt hier die Ernährung? Besonders: Brauche ich für Kraftausdauer nicht ständig Kohlenhydrate? Könnte man meinen. Meint man so lange, bis man einmal misst. Wir Naturwissenschaftler haben uns das Meinen abgewöhnt. Wir wissen lieber. Das Modell war ein Kraftausdauertest beim Beinstrecker und Beinbeuger in mehreren Sätzen – am Fitnessgerät. Objektiv. Reproduzierbar. Und die Studienteilnehmer wurden mit verschiedener Kohlenhydratmenge ernährt, begonnen bei nur 15 Prozent der Gesamtkalorienmenge. Also fast gar nix.

Ergebnis: Trotz stark reduzierter Kohlenhydratzufuhr gab es keinen Unterschied im Bezug auf die Kraftausdauer. Diese Aussage gilt für Normaltrainierende mit Trainingszeiten bis 60 Minuten.

Wenn Ihnen das alles zu kompliziert ist, übernehmen Sie doch bitte einfach mein Bild. Kohlenhydrate sind etwas Wundervolles. Sind ein Luxus. Den man bitte ganz gezielt und gar nicht so oft genießen sollte. Genießen!

ein energieriegel nach dem training?

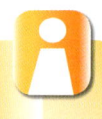

Da höre ich immer mit ganz großen Ohren, dass jetzt die Kohlenhydratspeicher unbedingt aufgefüllt werden müssen, damit keine Muskeln abgebaut werden. Tja, kann sein, kann nicht sein ... ich messe lieber. In einer holländischen Studie wurde gezeigt, dass der Eiweißaufbau nach dem Training auf einer hochwertigen Proteinquelle beruht! Eine zusätzliche Gabe von Kohlenhydraten hatte keinen zusätzlichen Aufbaueffekt (Koopmann, Am J Physiol Endocrinol Metab 293: E 833).

Doping der erlaubten Art

Muskeln kann man nachhelfen. Das wussten schon die alten Griechen. Statt mit Epo, Clenbuterol, Nadrolon oder Wachstumshormonen verhalfen die Athleten der Antike ihren Muskeln mit verdünntem Wein und Stierhoden zu Nachwuchs – und dopten ihre Kraftpakete damit unwissentlich mit dem männlichen Sexualhormon Testosteron. Sie mögen keine Stierhoden? Was hilft legal beim Muskelaufbau? Ein kleiner Überblick:

Eiweißpulver Heute weiß der Athlet: Ein Sportler ist so gut wie seine Eiweißdose. Denn Muskeln bestehen nun mal aus Eiweiß. Und weil man täglich ein Kilo Fleisch oder Fisch essen müsste, um den zusätzlichen Muskelbedarf von täglich etwa 100 Gramm Eiweiß zu decken, greifen Profis zu Eiweißkonzentraten. Vorteil: Diese Eiweißmixturen enthalten kein Fett. Und liefern dem Körper alle essenziellen Aminosäuren (Eiweißbausteine), die der wachsende Muskel braucht. Ein gutes Präparat enthält tierisches und pflanzliches Eiweiß. Man erkennt es an seiner hohen biologischen Wertigkeit – über 100.

Glutamin Lassen Sie mich zitieren aus der wohl berühmtesten Zeitschrift für Physiologie der Welt, aus dem Am J Physiol 1985; 255: E 166:

»Der Eiweißaufbau in der Muskulatur als Stoffwechselorgan funktioniert umso besser, je mehr von der Aminosäure Glutamin dort vorhanden ist.«

Heißt übersetzt, dass der Muskel umso schneller wächst, je mehr Glutamin Sie ihm geben. Dass der Muskel umso besser funktioniert, je mehr Glutamin Sie ihm geben. Dass der Muskel, das Stoffwechselorgan, umso mehr Fett verbrennt, je mehr Glutamin Sie ihm geben. Dass der Muskel, das Immunorgan, immunologisch umso aktiver wird, je mehr Glutamin Sie ihm geben. Und das wird dort präzisiert:

Glutamin im Muskel (nMol/kg)	2	4	6	8
Eiweißaufbau (%/Tag)	5	9	14	20

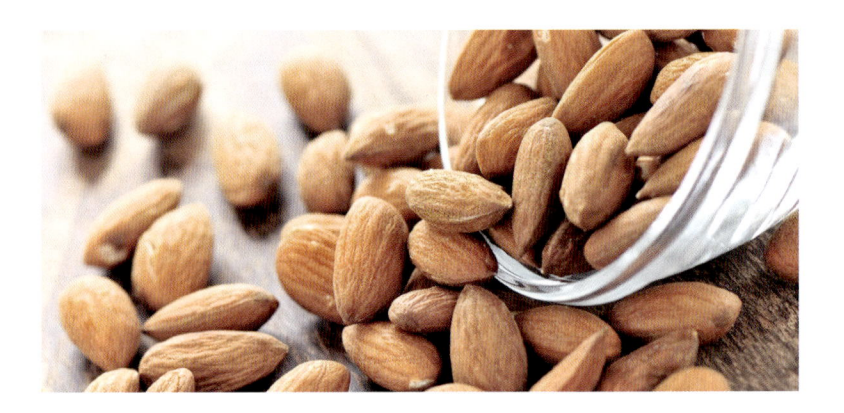

Wenn Sie also die Glutaminzufuhr in den Muskel vervierfachen (von 2 auf 8), dann vervierfacht sich auch der Eiweißaufbau (von 5 auf 20 Prozent/Tag).

Muskelmasse und Lebensqualität
Dazu gibt es Studien. Die kamen zu unglaublichen Ergebnissen, Resultaten, die jeden von Ihnen aufhorchen lassen sollten:

» In der Schabert-Studie fand sich ein Zuwachs von 1,9 Kilogramm Muskelmasse in zwölf Wochen mit 15 Gramm zusätzlichem Glutamin.
» In der Nissen-Studie mit 14 Gramm Glutamin + Arginin + weiteren Aminosäuren nahm die Muskelmasse um 3,25 Kilogramm in acht Wochen zu.
» Eine Studie des Medios Centrums Berlin zeigt bei 33 Teilnehmern mit 5 Gramm Glutamin täglich einen Muskelzuwachs von 1,2 Kilogramm in den ersten vier Wochen und 3,2 Kilogramm nach acht Wochen.

Jetzt wissen Sie, weshalb meine ja wirklich kluge Frau ihre tägliche Eiweißschaumcreme immer zu einem Drittel mit Glutamin genießt.
Man sieht es ihr übrigens auch an. Höchst erfreulich.

» Es gibt ein Wundermittel, für das so mancher ein Vermögen zahlen würde: Macht Muskeln – ohne Training. Heißt Glutamin. «

ENERGIE KANN MAN MACHEN – JETZT
warum der muskel eiweiß mag

Ferritin Er sitzt mir gegenüber. Strahlt. Bedankt sich. Im letzten Jahr hätte er für den Ironman-Triathlon noch 10:05 Std. gebraucht, in diesem Jahr bloß noch 9:30 Std. Sei also viel schneller. Weshalb? Weil sein Eisenspeicher, sein Ferritin diesmal gefüllt war. Sagt er. Hätte er von mir gelernt. Ich höre da gut zu. Nur der Patient, der Sportler weiß wirklich, was abgelaufen ist. Und der wusste genau: Gleiches Training wie im Vorjahr. Gleiches Gewicht wie im Vorjahr. Gleicher Stress wie im Vorjahr. Einziger Unterschied: Diesmal Ferritin normal.

Mit Ferritin können wenige deutsche Ärzte umgehen. Und noch weniger deutsche Sportler. Engländer wissen da mehr. Sir Sebastian Coe, immerhin Weltmeister, sagte einmal: »Bei Ferritin unter 140 trete ich gar nicht erst an.« Sagen Sie das mal einem deutschen Marathonläufer. Der guckt Sie an und sagt: »Hä!?« In Bayern: »Wos is?«

Also los: Ferritin ist zunächst nur der Eisenspeicher. Langweilig. Was interessiert mich das. Ist aber gleichzeitig ein (sehr raffiniertes) Maß für Myoglobin, den roten Muskelfarbstoff. Also den Stoff, der den Sauerstoff in der Muskulatur wirklich annimmt. Ferritin haben Sie grundsätzlich zu wenig. Nämlich unter 140. Dann können Sie schnaufen, so viel Sie wollen – der Muskel wird immer zu wenig Sauerstoff kriegen. Und sauer werden. Und hart werden. Und schmerzen. Und müde werden.

Ferritin bedeutet also Ihre körperliche Ausdauer. Mit tiefem Ferritin zehn Kilometer zu rennen ist keine Kunst. Aber der Marathon … und erst der Triathlon!

PS: Möchte Sie nicht langweilen. Aber Ferritin besteht aus Eisen plus Eiweiß. Eisen allein hilft hier gar nix.

kraftlos aus pfützen trinken

Mein Ferritin ist grundsätzlich 300. Ich bin nicht so begnadet und begabt wie Sebastian Coe. Andererseits hatte ich natürlich auch schon einmal Ferritin unter 17. Auf Mallorca. Beim Training. Und weiß genau, wie ich die letzten acht Kilometer nach Hause immer wieder auf allen Vieren krabbelte. Und aus Pfützen trank. Unvergesslich.

Magnesium Der Albatros fliegt 1000 Kilometer. Am Stück. Schwerelos, ohne jegliche Anstrengung. Der Albatros kennt das Geheimnis des Rückenwindes.

Auch Sie können mit biologischem Rückenwind leben. Können angetrieben, getragen werden von innerer Dynamik. Wenn Sie das Geheimnis Magnesium verstanden haben.

Magnesium, das Salz der inneren Ruhe, das Salz der Belastbarkeit, steuert direkt die Herstellung der Kraftwerke in den Zellen, der Mitochondrien. Diese Kraftwerke erneuern sich alle zehn Tage. Und sind erstaunlicherweise nicht an Ihren genetischen Code angekoppelt. Bekommen keinen Erneuerungsimpuls aus Ihren Chromosomen – wie das alle übrigen Körperzellen erhalten.

Mitochondrien erneuern sich ständig – und diese Erneuerung wird gesteuert durch einen vom Magnesium abhängigen Prozess. Je mehr Magnesium, desto mehr Mitochondrien. Je mehr Magnesium, desto mehr Dynamik, desto mehr Lebensenergie, desto mehr biologischer Rückenwind.

Lassen auch Sie sich wie der Albatros tragen vom biologischen Rückenwind – kümmern Sie sich um den Magnesiumgehalt in Ihrem Körper.

PS: Wie viel? Über 1 mmol/l im Blut.

Phosphor Lebensenergie produziert Ihr Körper nicht irgendwo, sondern ausschließlich in den Mitochondrien, den Kraftwerken in Ihren Zellen.

Jetzt kommt's: Was wird denn verbrannt? Im Kamin das Feuerholz, im Motor das Benzin, in Ihrer Zelle ATP. Ein Triphosphat. Also ein Molekül mit drei Phosphorteilchen. Und davon wird eines verbrannt.

Dass Phosphor brennt, wissen wir vom Streichholzköpfchen.

So wird aus ATP das ADP. Aus drei Phosphorteilchen nur noch zwei. Das passiert ständig. Sie nennen das Leben.

Und wenn alles Phosphor verbrannt ist? Das weiß Ihr Körper natürlich. Und bemüht sich redlich, an das Molekül mit zwei Phosphorteilchen, also an das abgebrannte, gleich wieder ein neues Phosphorteilchen anzuhängen. Also aus ADP wieder ATP zu machen. Und dazu, nur dazu, braucht er Kohlenhydrate oder Fett. Es ist also nicht so, dass diese zwei Nahrungsstoffe selbst verbrennen würden.

Nur Phosphor brennt.

Warum ich Ihnen das erzähle? Weil Ihre häufigste Klage der Mangel an Energie ist. Weil Sie von früher, als Kind wissen, was Lebensenergie wirklich sein kann. Und diesen Zustand heute vermissen.

Die einfachste Methode – es gibt natürlich viel mehr Ursachen – ist es, Phosphat selbst in Ihrem Blut zu messen. Laut Lehrbuch haben die Deutschen grundsätzlich zu viel. Weil sie diesen »schädlichen« Stoff überall zu viel bekommen, so wie Salz. Phosphat ist ja sogar in Colagetränken drin. Kaum misst man, staunt man: Bei einem Drittel von Ihnen findet man deutlich zu wenig Phosphat im Blut. So steht's nicht im Lehrbuch. Sie spüren das. Diesen Mangel. Diesen Energiemangel.

Da versuch ich mich immer in Ihren Marathonlauf, in Ihren Berufsalltag hineinzufühlen. Und wundere mich, wie Sie den immer so gut schaffen. Mit zu wenig Phosphat. Mit zu wenig Lebensenergie. Muss das weh tun ...!

Die einfachste Methode, um dem abzuhelfen, sind Nüsse. Täglich eine Hand voll Nüsse. Oder besser zwei. Phosphatreich. Ein sehr praktischer Tipp. Denn ich messe ja nach. Sie essen vier bis sechs Wochen, dann messe ich erneut und finde ... voll! Proppevoll mit Phosphat. Sie haben's geschafft.

Und Sie lächeln mich an.

> *» Muskeln brauchen den Nussknacker für Phosphat und den Apotheker für Magnesium. «*

Phytoecdysteroide Das ist die derzeit modernste Variante zum Thema »mehr Muskeln, mehr Kraft«. Vorgestellt von Prof. Raskin in »New Scientist«, 10.05.2008. Im Reagenzglas fahren menschliche Muskelzellen mit diesem Wunderstoff ihre Eiweißproduktion und damit ihr Wachstum um 20 Prozent hoch.

Ratten, gefüttert mit diesem Superhormon, haben schon nach vier Wochen 18 bis 24 Prozent mehr Kraft. Einfach so.

Jetzt kommt's: Nix Chemie, sondern reine Pflanze. Pflanzenextrakt. Gewonnen aus Spinat.

Popeye, der Spinat verschlingende Muskelmatrose, hatte also recht? Ja, allerdings ist das eine Dosisfrage: Die Wirkung tritt ein ab mindestens einem Kilogramm Spinat pro Tag. Rein rechnerisch.

Das Geheimnis der Jamaikaner bei Olympia?

Omega-3-Fettsäuren Unendliche Ausdauer kann man essen. Tiere machen uns das überzeugend vor. Da gibt's in Nordamerika den Sandstrandläufer, der im Winter als Zugvogel nach Südamerika flieht.

Das braucht unendliche Ausdauer. Seiner Flugmuskeln. Deswegen macht der Sandstrandläufer erst mal einen Zwischenstopp an der Ostküste Kanadas.

Dort ernährt er sich zwei Wochen lang ausschließlich von Schlickkrebsen, die einen extrem hohen Omega-3-Gehalt haben.

Und dieses Omega-3 lässt ihn unendlich ausdauernd werden. Berichtet ein Prof. Weber, Univ. Ottawa, im JExpBiol 212, 1106.

Woher weiß der das denn? Klappt das möglicherweise auch bei Ihnen? Könnten auch Sie endlich einmal den verträumtesten Lauf der Welt in Biel, nämlich 100 Kilometer in der Nacht, mitträumen? Mit Omega-3? Tja, wer weiß?

Der Professor weiß das. Der hat nämlich andere Vögel, Virginiawachteln, mit Omega-3 gefüttert. Wachteln, die sehr selten fliegen und dann nur ganz kurze Strecken. So wie der Normaldeutsche. Deren Flügelmuskulatur ausgesprochen schwach ausgebildet ist. So wie beim Normaldeutschen.

warum der muskel eiweiß mag

Nach sechs Wochen Schlickkrebsdiät waren die Wachteln dann praktisch so fit wie die Langstreckenflieger. Also etwa wie trainierte deutsche Läufer.

Genauer: Nach Omega-3-Diät wurde der Sauerstoffverbrauch der Brustmuskeln gemessen. Der war enorm gestiegen. Zusätzlich wurden vier Stoffwechselenzyme gemessen: Anstieg um 58 bis 90 Prozent. Das Niveau der Sandstrandläufer.

Das ist mehr, als ein Leistungssportler nach sieben Wochen intensiven Ausdauertrainings erreichen kann: Der schafft nur 38 bis maximal 76 Prozent Enzymsteigerung.

Vorschlag: In Zukunft knabbern Sie vor dem Fernseher statt Chips lieber Omega-3. Und verblüffen die Sportwelt.

CLA Die konjugierte Linolsäure (CLA) bremst das Stresshormon Cortisol – und verhindert damit Muskelabbau. Studien zeigen: Sportler, die CLA nehmen, bauen verstärkt Muskelmasse, aber gleichzeitig nur wenig Körperfett auf. Diese natürliche Fettsäure kommt vor allem in tierischen Lebensmitteln (Milch, Fleisch, Butter, Joghurt) vor und wird auch als Nahrungsergänzung (z. B. als Öl) angeboten. Nebenwirkungen: keine bekannt.

Carnitin ist ja nun eigentlich etwas ganz Primitives. Ein Dipeptid. Also zwei Aminosäuren aneinandergekoppelt. Methionin und Lysin. Carnitin ist also Eiweiß. Entfaltet aber – übrigens auch zu meinem täglich immer größeren Erstaunen – eine höchst wundersame Wirkung.

Es beschleunigt die Fettverbrennung. Um 25 bis 30 Prozent(Lurz/Fischer). Dann, wenn der Körper gerade in einem Diätprogramm lebt.

Es bremst den Verlust von Muskelmasse während einer Diät oder bei hartem Training. Warum? Der Körper holt sich nicht das Muskeleiweiß zur Energieproduktion, sondern Fett. L-Carnitin fördert auch den Eiweißeinbau in den Muskel. Mit L-Carnitin bauen Sie Muskeln auf und Fett ab. So einfach ist das.

Es ermöglicht eine sensationelle Regeneration. Erinnern Sie sich? Wenn man am Tag nach dem Ironman Hawaii, also nach zehn bis zwölf Stunden Höchstleistung, wenn man am Tag darauf 20 Kilometer joggen kann ... dann ist das eigentlich etwas völlig Unmögliches. Außer, man hat Carnitin genommen.

Es verändert Ihr genetisches Programm. Sie haben vielleicht im Spiegel gelesen, dass mit Methionin angereicherte Kost Dickmachgene oder Krebsgene auf »stumm« schaltet. Methionin ist nun ganz banal auch ein Eiweiß. Aber eben deutlich angereichert in Carnitin. So etwas lese ich ein einziges Mal und handele.

Ich heiße nämlich nicht James Bond. Ich lebe wahrscheinlich nicht zweimal. Sondern nur jetzt! Darum steckt L-Carnitin in meinem Eiweißpulver.

Wasser Das einfachste, billigste, wirkungsvollste Mittel, um aus dem Körper mehr Leistung zu holen, heißt: Trinken. Nein, keine Sportlerdrinks. Wasser. Der Muskel besteht zu 80 Prozent aus Wasser. Nur ein Prozent Verlust drosselt die Leistungsfähigkeit nach unten.

leucin lässt muskeln wachsen

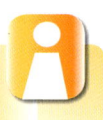

Die Aminosäure Leucin ist wesentlich für muskuläre Ausdauer und körperliche Leistungsfähigkeit – und ein kleines Muskelwunder, darf man den neuen Forschungsergebnissen Glauben schenken: Sie stimuliert die Eiweißsynthese, baut also Muskeln auf – und hält auch noch den Blutzucker stabil, so dass dem Gehirn der Zucker nicht ausgeht. Leucinmangel schwächt den ganzen Körper. Essen Sie deshalb sofort nach dem Training einen Eiweißsnack. Oder mixen Sie sich einen Eiweißdrink. Haben Sie eigentlich schon mein Buch »Geheimnis Eiweiß«?

ENERGIE KANN MAN MACHEN – JETZT
warum der muskel eiweiß mag

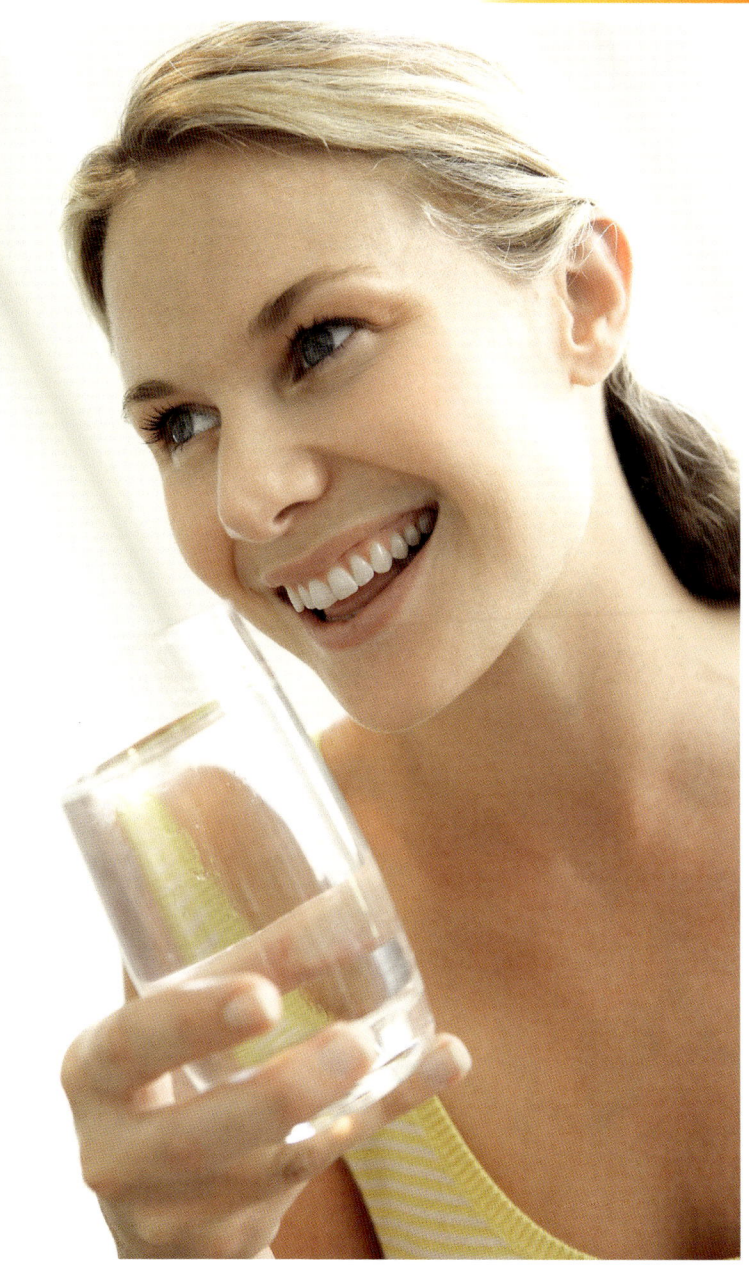

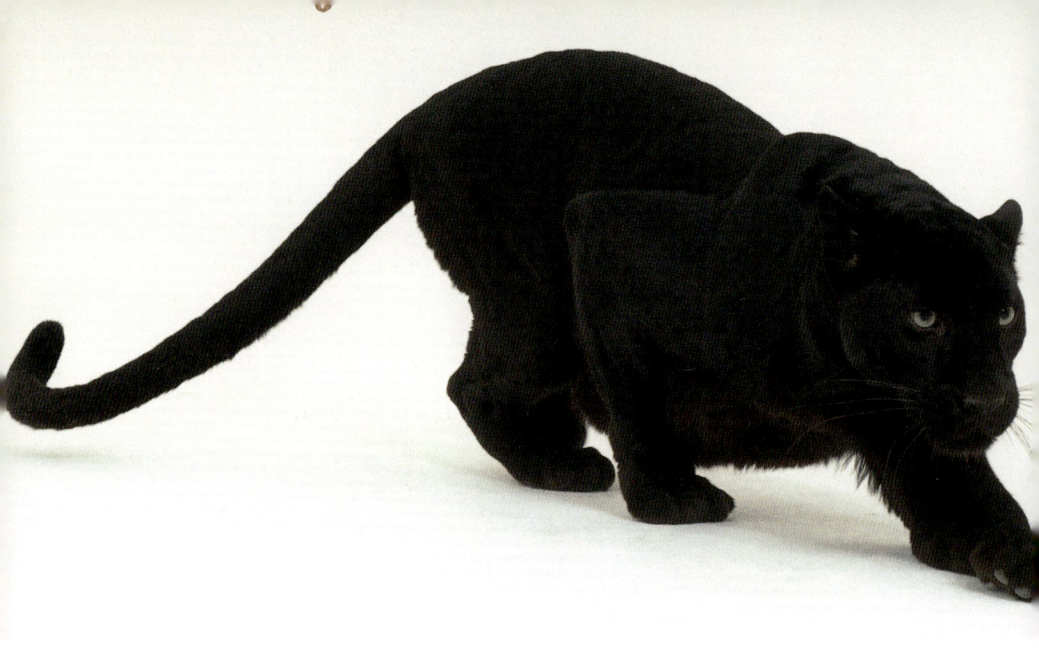

Und nun, federn Sie durchs Leben

Ariane Friedrich hatte recht. Die hat ja erst mal von 62 auf 57 Kilogramm abgenommen. Bei 1,79 Meter Körpergröße. Und dann wurde sie deutsche Meisterin. Dann.

Kleine Zwischenbemerkung: Wie die das gemacht hat? Das fragen Sie Schlanke mich immer. Ab jetzt werde ich den Spiegel 31/2009, Seite 103 zitieren: »Sie isst wenig Kohlenhydrate, viel Proteine und drei Tage vor einem Wettkampf keinen Zucker mehr.«

Wenn Sie sich jetzt die Dame angucken und denken: »Strich in der Landschaft«, dann haben Sie sich wieder geirrt. Ihr Bild stimmt einfach nicht. Ihr Bild von Gesundheit. Die Dame »reißt mit der Hantel über 50 Kilogramm« und »geht mit 120 Kilo in die Knie«.

» *Das Geheimnis des Panthers: Er benutzt den Körper und nie eine Hantel.* «

ENERGIE KANN MAN MACHEN – JETZT
und nun, federn sie durchs leben

Das machen Sie erst einmal. Und dann denken Sie noch einmal über »Strich in der Landschaft« nach.

Das Geheimnis heißt Kraft. Kein Fett, nur Muskeln, sehr wohl schlanke Muskeln, aber mit ... Kraft!

Woher die Kraft kommt? Bei Ariane Friedrich kontrahieren sich alle Muskelfasern *gleichzeitig.* Bei Ihnen verzetteln sich die Muskelfasern. Mal die eine, dann die andere und irgendwann die dritte usw. *Gleichzeitig* ist das Geheimnis von Kraft.

Kann man lernen!

kraft gut eingeteilt

Maximalkraft: Das ist die höchstmögliche Kraft, die Sie willentlich aufbringen können. Und die können Sie erhöhen durch ein Muskelaufbautraining. Die Maximalkraft ist die Basiskraft für die Schnellkraft und die Kraftausdauer.

Kraftausdauer: Davon haben Sprinter und Bürohengste wenig, der Marathonläufer und Fitnessfreak viel. Sie sind widerstandsfähig gegen die Ermüdung durch lang anhaltende oder sich wiederholende Belastungen. Die Kraftausdauer können Sie durch ein Muskeltraining erhöhen.

Schnellkraft: Wer langsam dahinzockelt, hat wenig davon. Im Sprinter steckt viel davon. Bei ihm spielen alle Muskeln optimal zusammen. Seine Muskeln können sich schnell kontrahieren, und das mit großer Maximalkraft.

Relative Kraft: Hier geht es nicht einfach um aufgelegte Gewichte oder schwere Hanteln. Hier geht es um die Kraft bezogen auf Ihr Körpergewicht. Können Sie beispielsweise viele Klimmzüge machen, haben Sie eine hohe relative Kraft. Hängen Sie wie ein nasser Sack an der Stange, steht es mit Ihrer relativen Kraft eher suboptimal.

Des Panthers perfektes Spiel

Ein Panther setzt zum Sprung an. Bewegungen, die einem den Atem rauben. Ein Kraftpaket. Ein Bild der Vitalität, der Energie, der Lebensfreude. Und nun denken Sie mal an einen Menschen, der vom Bürostuhl zum Kopierer schlurft: ein Bild des Jammers. Des Alters.

Muskelmasse alleine schreibt noch nicht die Formel für das Gesetz der ewigen Jugend. Muskeln müssen fröhlich, dynamisch und koordiniert zusammenspielen.

Das Einzige, was Muskeln tun, ist:

sich zusammenziehen – und lockerlassen. Weil der Mensch die Arme nicht nur beugen kann, sondern auch strecken, hat jeder Muskel einen Gegenspieler: den *Antagonisten* – der immer genau das Gegenteil tut. Und da die meisten Bewegungen mehr als zwei Muskeln brauchen, gibt es den Begriff *Synergisten.* Darunter fallen alle Arbeiter, die an einer Aktion mithelfen. Das können viele sein – und das Ergebnis eines gut eingespielten Muskelorchesters kann gut aussehen – wie beim Panther, der zum Sprung ansetzt.

Eine schöne Bewegung, eine akkurate Haltung hängt ab vom harmonischen Zusammenspiel mehrerer Muskeln. Glauben Sie mir, es macht ziemlich wenig Sinn, sich den Ausschnitt einer Zeitschrift zu schnappen und mit der Blitzanleitung hoffnungsvoll nur einen Muskel zu trainieren. Ein Waschbrettmuster oder ein dicker Bizeps macht noch keine jugendliche, dynamische, kraftvolle Bewegung aus. Sie schlurfen weiter durchs Leben.

Ohne Balance ist alles nichts

Bitte dazulernen, das ist neu: Gleichgewichtstraining ist effektiver als Krafttraining! Gibt es natürlich eine Studie: Eine Gruppe schulte ihr *Gleichgewicht* auf dem Rollbrett, Minitrampolin und großen Bällen. Sechs Wochen lang zweimal pro Woche. Die andere trainierte *Kraft* an der Beinpresse (Beinvorderseite) und dem Beincurler (Beinrückseite). Bei beiden Gruppen wuchs die Kraft in den Beinen, wobei es – stellen Sie sich vor! – kaum Unterschiede zwischen den Gruppen gab. Aber jetzt kommt's:

ENERGIE KANN MAN MACHEN – JETZT
und nun, federn sie durchs leben

Die »Gleichgewichtsgruppe« konnte durch das Training die Balance (Einbeinstand auf einer schmalen Kante und Tests auf dem Stabilometer für 30 Sekunden) um 100 Prozent besser halten. Kommt hinzu: Das typische Kraftungleichgewicht vom rechten zum linken Bein nahm bei der Gleichgewichtsgruppe ab, nicht in der Kraftgruppe. (Lit.: Deutsche Zeitschrift für Sportmedizin)

Hätten Sie das gedacht? Und warum betrifft Sie das?

Gerade im Alter, also ab 30 (und mit Faulenzen geht es sogar noch ein bisschen schneller ...), nehmen vor allem die Balance und die Koordinationsfähigkeit, dann auch die Muskelkraft ab. Die Muskeln werden schwach, verkürzen und können den Körper nicht mehr in Balance halten. Doch genau das neuromuskuläre Gleichgewicht entscheidet über Rückenschmerzen und sonstige Gelenkprobleme.

Und wie schult man sein Gleichgewicht? Nicht mit stupidem Krafttraining. Machen Sie lieber Balanceübungen oder Yoga – oder beides, die Übungen ab Seite 98. Sie benutzen nur Ihren Körper. Den ganzen Körper. Nicht nur eine Hantel, eine Beinpresse ... Das ist das Geheimnis des Panthers.

muskeldiskussion

Jede Bewegung wird über die intramuskuläre und die **intermuskuläre** Koordination gesteuert. Beides ist gleichermaßen wichtig für eine harmonische Bewegung.

Intramuskuläre Koordination: Das Zusammenspiel zwischen Muskelzellen und Nerven innerhalb eines Muskels in der Bewegung.

Intermuskuläre Koordination: Teamwork verschiedener Muskeln für eine Bewegung.

Durch Krafttraining lernt der Muskel, seine Muskelfasern zu aktivieren und anzuspannen, er wird kräftiger – und das Zusammenspiel der Muskeln verbessert sich. Einfach ausgedrückt: Sie gewinnen an Kraft, Alltagsbewegungen laufen wieder harmonischer ab.

Koordination – die optimale Bewegung Tango lernt man durch Übung. Optimale Bewegungen sind das Resultat vieler tausend Wiederholungen. Sie laufen automatisch ab. Gehirn und Muskeln kommunizieren miteinander und verstehen sich prima. Muskeltraining verbessert die neuromuskuläre Reaktion, das Zusammenspiel der Nerven und Muskeln – auch für das ganz normale Leben. Eines Stuntman.

statisches oder dynamisches training?

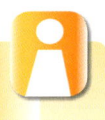

Beides. Denn beides hat seine Berechtigung ...
Statisches Training: Der Muskel bleibt gleich lang (= Haltearbeit).
Vorteil: Einfach für Anfänger und Menschen mit ungeschultem Körpergefühl. Denn die Belastung kann man gut dosieren – und durch die einfache Übung kann man nichts falsch machen. Gut nach Verletzungen. Und ideal für unsichtbares Training am Schreibtisch. Beispiel: Füße unter Sitzfläche, ein paar Sekunden den Po zwei Zentimeter vom Sitz heben – jetzt wissen Sie, was statische Anspannung im Oberschenkel ist.
Nachteil: Man trainiert weder Schnellkraft noch Koordination (Zusammenarbeit der Muskeln in der Bewegung) – was ja mehr dem Alltag entspricht.
Dynamisches Training: Bewegungsarbeit. Während des Übungsablaufs verkürzen oder verlängern sich die Muskeln.
Vorteil: Das schult die Muskeln auch koordinativ, macht sie alltagstauglich.
Nachteil: Oft wird in der Dynamik der Bewegung die Spannung nicht gehalten, mit Schwung gearbeitet. Das bedeutet: Viele Pausen, mit zu niedriger Spannung im Muskel – er trainiert umsonst.
Statisches Training schult das Gefühl für die richtige Belastung, sprich dafür, wie man dynamisches Training richtig macht. Deswegen sollten auch Fortgeschrittene beide Varianten ins bewegte Leben einbauen.

ENERGIE KANN MAN MACHEN – JETZT
und nun, federn sie durchs leben

Eines Reiters. Eines Radfahrers, eines Über-die-Straße-Gehers … Und das ist vor allem im Alter wichtig. Denn zu einem Bruch gehören immer zwei: der Sturz plus der alte Knochen. Damit Sie nicht stürzen, muss Ihr Muskel in einer Zeit von 20 bis 40 Millisekunden reagieren – und für Schnelligkeit und optimale Organisation der beteiligten Muskeln sorgt das regelmäßige Spiel mit der Kraft.

Aufmerksamkeit – das letzte Puzzle
Im Ursprungsland Indien war Yoga lange Zeit Männersache. Weshalb? Yoga ist anstrengend. Da »zittern Beine und Arme, und der Schweiß tropft«.

Sie unterschätzen Yoga mit Sicherheit.

In unseren westlichen Augen hat Yoga drei Hauptwirkungen:
» Rückenschmerzen schwinden unglaublich schnell,
» wir werden wieder gelenkig und beweglich,
» und Muskeln wachsen – und wie!

Und wenn man uns Westlern noch andere Vorteile schildern möchte, zitiert man Studien, nach denen neben Rückenschmerzen auch Magenkrankheiten, Übergewicht, Bluthochdruck, Diabetes, Depressionen und Stressprobleme dahinschmelzen.

Gedacht war Yoga für viel mehr. Der eigentliche Sinn liegt in mentalen Veränderungen. Sie finden beim Yoga innere Ruhe und Selbstvertrauen. Sie finden zu sich. Sie fangen an zu fragen und in Frage zu stellen. Das bringt wiederum Veränderung im Leben mit sich. Unweigerlich. So die WELT am Sonntag (10.2.08): »Manche suchen sich einen neuen Job, der sie weniger stresst oder mehr erfüllt, sogar gestandene Männer kommen ins Grübeln …«

Denn Yoga ist mehr als bloßes Körpertraining. Yoga schult die Aufmerksamkeit für den eigenen Körper. Stärkt die Muskulatur, löst Verspannungen, hält die Gelenke beweglich, dehnt, entspannt …

Yoga bettet die Nerven in Watte
Yoga ist eine ca. 5000 Jahre alte körperbetonte Meditationstechnik. Yoga bedeutet Vereinigung. Die Verschmelzung von Individuum und Universum, von Körper und Geist. Schenkt Ausgewogenheit von Körper, Geist und Seele.

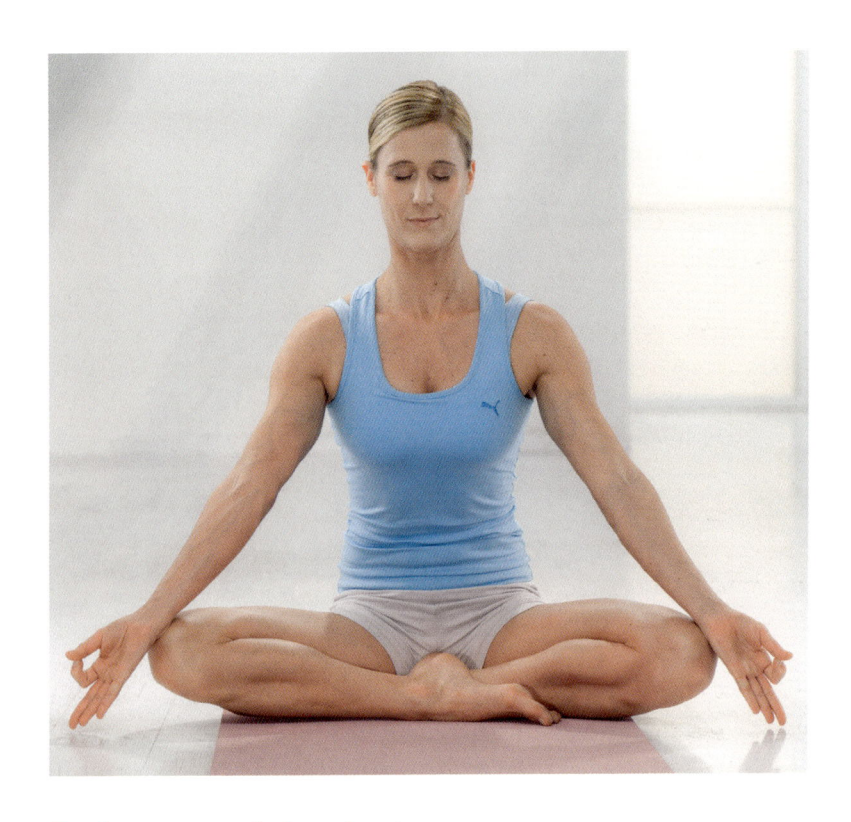

Besinnung auf das Jetzt Wer Yoga macht, konzentriert sich durch Bewegungs- und Atemübungen auf den Körper. Yoga ist der Tanz mit dem Atem. Die Besinnung auf das Hier und Jetzt. Yoga macht den Kopf frei von Affengeschnatter. Man ertrinkt nicht mehr im Strom der Gedanken, man löst sich. Ruhelose – Sie – kommen zur Ruhe, fühlen sich entspannt und wohl.

Atmung schult Richtige Atmung entspannt, wer bewusst richtig atmet, öffnet die Gefäße. Optimiert die Sauerstoffversorgung und beruhigt den Herzschlag. Rhythmisches und gleichmäßiges Atmen trainiert die Konzentration, macht resistent gegen Stress. Und schenkt Energie.

Jetzt wissen Sie, warum die Übungen ab Seite 98 auch Elemente des Yoga enthalten. Vor allem die Atmung.

ENERGIE KANN MAN MACHEN – JETZT
und nun, federn sie durchs leben

Muskeltraining – was ist normal?
Trainiert man sich auf den Bauch ein wohl definiertes Sixpack hin, ist das nicht normal. Weil dann hinten bald das Kreuz zwickt. Normal ist: Wenn die Muskeln überall gleichzeitig Kraft entwickeln und wachsen, sich mit dem Gehirn unterhalten, untereinander kommunizieren, man am ganzen Körper wohl definiert ist. So, wie die Natur das vorgesehen hat. Beim Panther. Wenn der Muskel wächst, weil man ihn im Alltag fordert – von Kopf bis Fuß – und nicht nur am eitlen Bauch. Sixpack heißt dann Muskeldysbalancen – und die Bandscheibe fliegt raus.

Trainiert man nun beim Bankdrücken an einem Muskel herum, hat man schon verloren. Denn dann fehlt die Koordination, das Zusammenspiel der Muskeln.

Warum ist denn die einfache Kniebeuge oder der Sit-up aus dem Muskeltraining nicht wegzudenken? Weil sie verschiedene Muskelgruppen ansprechen. Sie trainieren. Die Koordination schulen. Das intramuskuläre Zusammenspiel.

Nun machen Sie mal so eine Kniebeuge mit einem Gewicht. Was passiert? Der Rückenstrecker gibt auf – bevor die anderen Muskeln ihr Training bekommen haben. Er brennt – ist völlig übersäuert. Hat zwar noch Kraftreserven. Die können aber nicht mehr aktiviert werden. Und wo bleiben dann die anderen Muskeln? Klar: Sie schwinden, verschwinden …

Darum trainieren Sie:

- a) **nur mit Ihrem Körper**
- b) **statisch und dynamisch**
- c) **konzentriert auf die Atmung**
- d) **ohne Zeitangabe – nur mit Gefühl für Ihre Leistungsgrenze**

» Durchs Leben federn = Kraft, Koordination, Leistungsfähigkeit und Aufmerksamkeit. Trainieren Sie nur mit Ihrem Körper. «

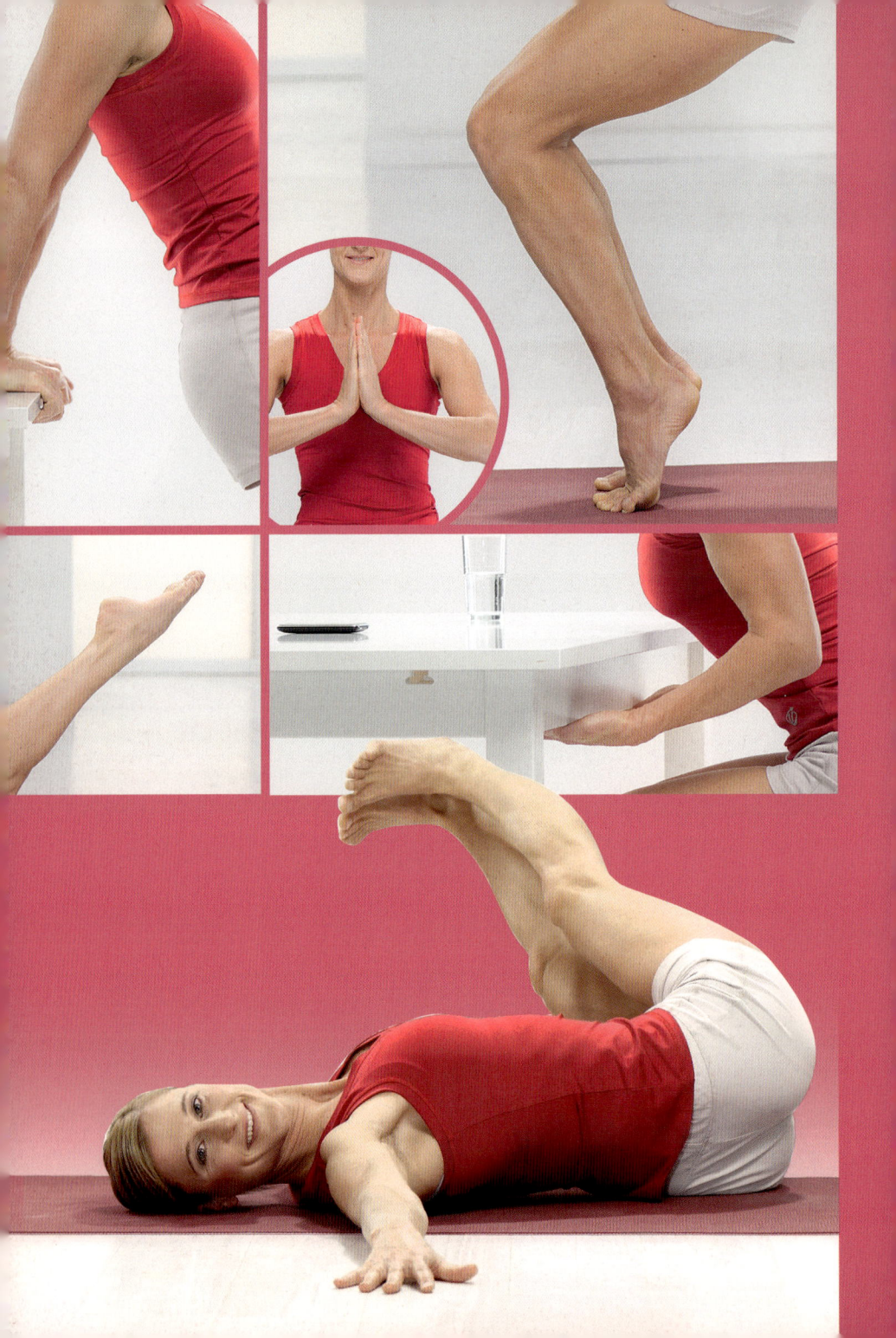

7 Übungen stärken von Kopf bis Fuß die Muskulatur. Sieben ganz besondere Übungen. Sie bringen den ganzen Körper in Spannung. Schenken nicht nur Kraft, sondern mehr Stoffwechselaktivität, intensivere Körperwahrnehmung, Straffheit und mehr Balance. Auch die überträgt sich aufs Leben. **Sie brauchen?** Nichts. Nur Ihren Körper. Ihren wertvollen Körper. Diese Übungen machen Ihnen einen **idealen Körper** – so wie Sie ihn schon einmal hatten: als Kind. Ganz nebenbei. Sie finden Übungen für alle Lebenslagen. Im Liegen, im Sitzen, im Stehen. Die können Sie unkompliziert durch den Alltag begleiten. Warum nicht morgens im Bad den Rücken für den Tag stärken? Um zehn Uhr eine kleine Pause einlegen, einen Schub Testosteron produzieren, frischer Wind **für den Kopf.** Während der Tagesschau den Teppich zur Spielwiese für die Muskeln erklären, sich mehr Fettenzyme züchten. Ganz nebenbei machen Sie sich ein **unschlagbares Immunsystem** und tanken Kraft und Energie.

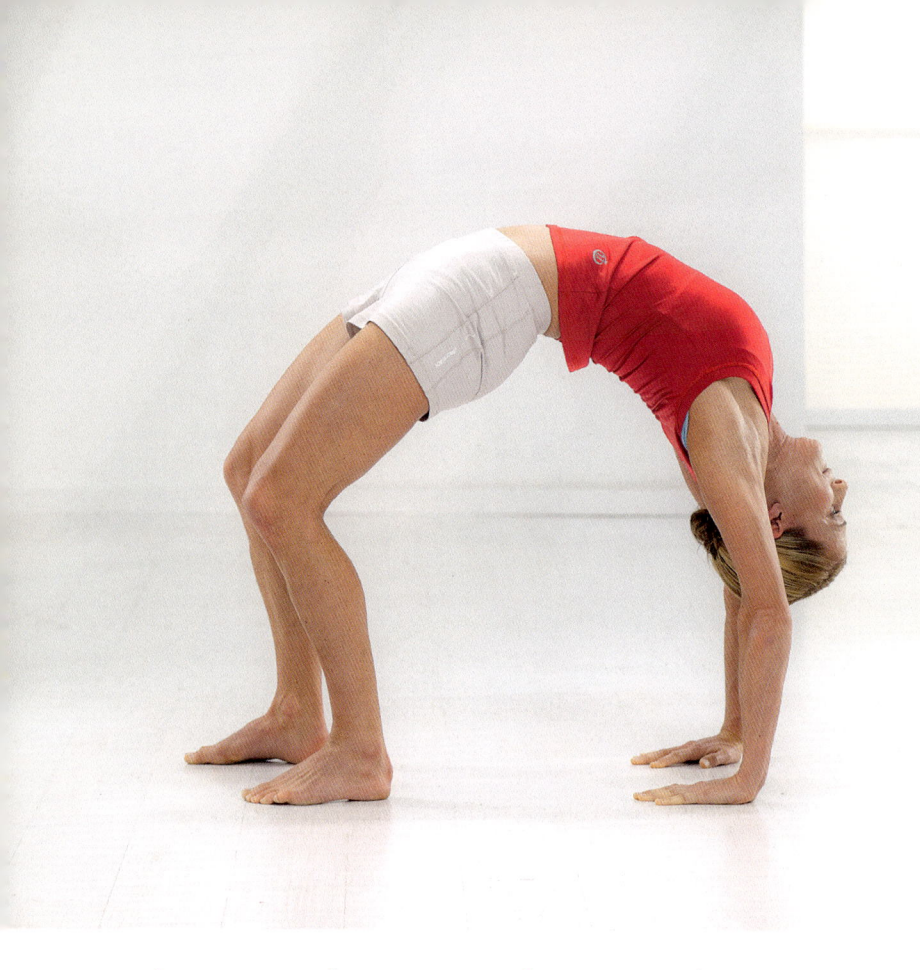

Die Gebrauchsanleitung für Ihren Muskel

Das folgende Programm ist für Ihre Muskeln so etwas wie noch mal in die Schule gehen. Es trainiert den ganzen Körper – gleichzeitig. Wie es ein Kind ganz natürlich tut. Das Programm entspringt westlicher Sportwissenschaft – und bedient sich wertvoller Elemente des Yoga. Sie bringen Ihren Muskeln bei, im Team zu arbeiten. Muskeln mögen Teamwork, lieben es, sich gegenseitig zu unterstützen und zu stabilisieren. Das ist normal. Das ist alltagstauglich. Muskeln mögen es nicht, im Fitnessstudio einzeln aufgeblasen zu werden. Nur gemeinsam sind sie stark. Jede Bewegung ist das Ergebnis von Muskelketten, die den ganzen Körper von Kopf bis Fuß durchziehen. Die kleinste Veränderung, ein etwas kürzerer Muskel, ein etwas schwächerer Muskel, eine Blockade in dieser Bewegungskette kann die ganze Haltung verändern. Und das macht über kurz oder lang Probleme.

Sieben Übungen und mehr! Mit jeder der folgenden sieben Übungen kräftigen Sie viele Muskeln auf einmal. Trainieren Balance, Koordination, Beweglichkeit, Kraft, Leistung – und Aufmerksamkeit. So wie es der ideale Körper, seine Muskelketten gerne tun. Freilich: Volle Konzentration ist gefragt, hundertprozentiger Einsatz, echte Motivation. Und Muskelzittern. Das ist kein Schlepp-schlurf-schleif-schlapp-Spaziergang. Das ist hohe Kunst. Das ist Training.

Ab Seite 128 finden Sie weitere Übungen, sozusagen zum Spielen. Sie können Leerminuten damit verbringen, einen knackigen Po zu trainieren, Beine, Arme oder Rücken zu stärken. Sie können wählen, in welcher Lebenslage Sie das tun: im Sitzen, im Liegen oder im Stehen.

Dehnrunde nicht vergessen: Ab Seite 156 finden Sie ein Profiprogramm, das Ihnen einen jungen Muskel macht – und Sie fröhlich. Das bauen Sie einfach drei- bis viermal pro Woche in Ihren Alltag ein. Probieren Sie es bitte einfach mal aus. Nur einmal! Dann schon spüren Sie: So dehnen macht süchtig.

muskelketten spüren

Gehen Sie ein paar Schritte barfuß. Dann heben Sie die Fußinnenseiten an und gehen auf den Außenseiten. Was passiert? Gucken Sie mal auf Ihre Hände. Spüren Sie, wie sie leicht verkrampfen und sich mit den Armen leicht nach innen drehen. Sobald Sie etwas an den Fußmuskeln verändern, zieht das bis zu den Fingerspitzen.

Die Grundregeln

1. Grundspannung immer halten Es geht um Körpergefühl, um Konzentration, und es geht um eine gute Grundspannung im gesamten Körper. Das heißt: Der ganze Körper macht mit. Das pusht Ihren Stoffwechsel und macht die Übungen natürlich auch anstrengend. Bauen Sie, bevor Sie die Übung starten, eine Grundspannung im ganzen Körper auf. Die Sie die ganze Übung durch im Auge behalten.

2. Sich richtig anstrengen Was heißt anstrengend? Welches Körpergefühl verbinden Sie damit? Saure und schwere Muskeln? Zittern? Schweißperlen auf der Stirn? Sie liegen vollkommen richtig. Nur: Dem einen zittern die Oberschenkel schon nach sieben Kniebeugen, während der andere nach 20 Kniebeugen noch fröhlich pfeift. Also: Fühlen Sie!

3. Wiederholungen nach Gefühl Wiederholungszahlen werden Sie hier keine lesen. Für Sie gilt Ihr Gefühl. Sie machen die Übung so lange, bis Ihre Muskeln zittern, und dann machen Sie noch zwei, drei weitere Wiederholungen. Aber wichtig: mit möglichst akkurater Ausführung. Um sicherzugehen, dass Sie nicht mogeln. Um sicherzugehen, dass Sie einen Wachstumsreiz im Muskel setzen. Denn da wir von Natur aus Schmerz vermeiden wollen, hören wir in der Regel ein wenig zu früh auf, bevor die Muskeln schwer werden, bevor Sie einen Reiz gesetzt haben.

4. Sätze nach Können Sie sind mit Krafttraining noch nicht vertraut? Dann machen Sie die Übung einmal, ein einziges Mal. Aber: bis zur Erschöpfung. Sie spüren am nächsten Tag kein leichtes Muskelziehen? Dann machen Sie die Übung ruhig zweimal hintereinander. Mit einer kurzen Pause von etwa einer halben Minute. So können Sie sichergehen, dass der Reiz im Muskel angekommen ist.

5. Variationen für mehr Mit der Zeit merken Sie, dass Ihr Muskel mehr Leistung bringt, die Übungen fallen Ihnen viel leichter. Dann ist es an der Zeit, die Variationen, die es für jede Übung gibt, auszuprobieren. Ihre Muskeln wollen mehr, wollen neu gefordert werden.

6. Richtig atmen durch die Nase Atmen Sie immer durch die Nase ein und aus. Versuchen Sie, die Ausatmung zu verlängern. Dadurch atmen Sie automatisch auch intensiver ein. Durch die verlängerte Atmung führen Sie die Bewegung bewusster und langsamer aus. Sie passen die Bewegung an die Atmung an. Sie arbeiten ohne Schwung und mit höchster Konzentration. Versuchen Sie bewusst, den Atem durch die Nase fließen zu lassen, auch wenn die Muskeln zittern und sauer werden.

7. Gerade Haltung einnehmen Um eine Grundspannung in den Rumpf und Hals zu bringen, fühlen Sie sich gleich mal in die richtige Haltung hinein. Nicht nur lesen. Ausprobieren.

» Ziehen Sie Ihr Kinn leicht in Richtung Hals und den Hinterkopf nach oben – das streckt Ihre Halswirbelsäule. Jetzt spüren Sie eine leichte Dehnung im Nacken.
» Für eine gerade Brustwirbelsäule ziehen Sie die Schultern leicht nach hinten unten. Sie spüren eine Spannung im oberen Rücken. Ihr Brustbein hebt sich.
» Für eine aufgerichtete Lendenwirbelsäule ziehen Sie den Bauchnabel leicht nach innen oben. Sie spüren, wie sich dadurch auch die Hüfte aufrichtet.

8. Füße ausrichten Ihre Füße sind nach vorne ausgerichtet. Lassen Sie die Zehen während der Übung nicht nach außen rutschen. Wenn die Zehen nach außen zeigen, fallen die Knie nämlich nach innen. Doch die Beine sollten mit allen Ihren Gelenken, Hüftgelenk, Kniegelenk, Sprunggelenk, in einer Achse stehen.

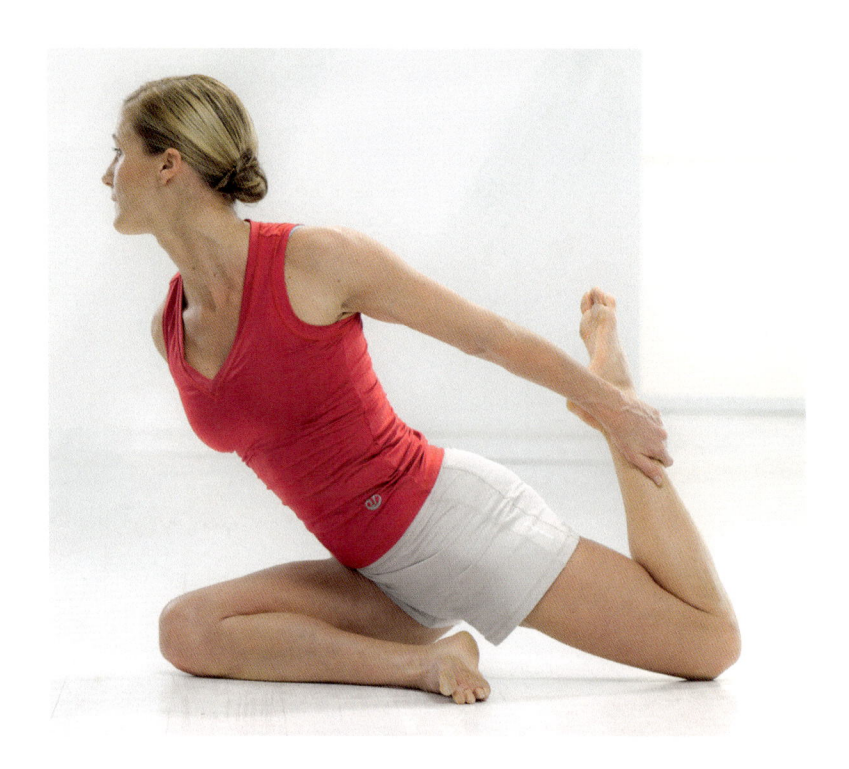

Wie oft üben Sie? Nicht zweimal die Woche 45 oder 90 Minuten lang. Das ist etwas für Profis. Der Normalmensch ist nach fünf Minuten platt. Sie machen das anders. Sie denken täglich an Ihre Muskeln. Immer mal wieder. Wenige Minuten.

Ich habe mir im Krankenhaus die Uhr auf jede Stunde zur Erinnerung gestellt – und gegen meinen Willen gekämpft. Sie können sich

atemenergie

Je mehr Sie Ihren Fokus auf die fließende Atmung richten anstatt auf die Anstrengung, desto leichter werden Ihnen die Übungen fallen. Mit dem Atem tanken Sie Energie.

vorstellen: Jede Faser an mir wollte nichts anderes als nur schlafen. Ich habe gekämpft für meine Muskeln, mit meinen Muskeln. Erst eine Minute, dann zwei ... Ich konnte zugucken, wie mich das jeden Tag ein Stück weiter wieder auf die Beine gebracht hat. Jede Stunde? Machen Sie nicht. Weiß ich. Geht ja nicht immer: *Moment mal. Ich muss den Telefonhörer für zwei Minuten auf die Seite legen, weil meine Muskeln dran sind ...*

Die clevere Investition in Leerminuten
Aber auch Sie, ja Sie!, haben in Ihrem Tag wertvolle Minuten, die Sie sonst verschleudern würden. Wartend, bis der Kaffee durchläuft, die Tagesschau anfängt, der Postmann zweimal klingelt ... Und genau in diese Minuten investieren Sie. Fürs Leben. Für ein leichtes, beschwingtes, fröhliches, gesundes Leben. Wer tagsüber immer mal wieder so in etwa zwei Minuten an seine Muskeln denkt – und sie benutzt –, erntet sofort Energie für Körper und Geist und verjüngt den gesamten Organismus. Finden Sie siebenmal anderthalb bis zwei Minuten. Der Benefit: mehr und kräftigere Muskulatur, ein aktiverer Stoffwechsel, verstärkte Fettverbrennung und – ganz wichtig – weniger Schmerzen.

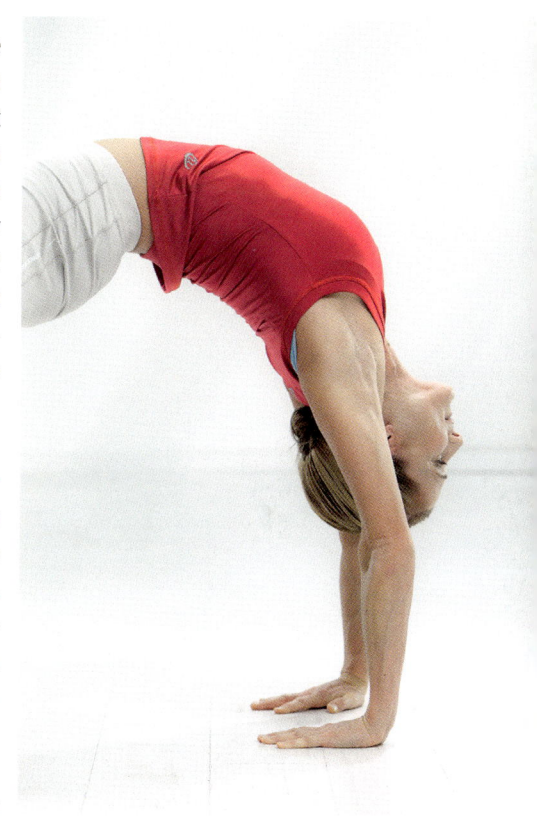

Starten Sie gleich. Ja, Sie dürfen die Übungen auch aneinanderhängen.

» *Siebenmal täglich. Die beste Investition in ein längeres, fröhlicheres, gesünderes Leben.* «

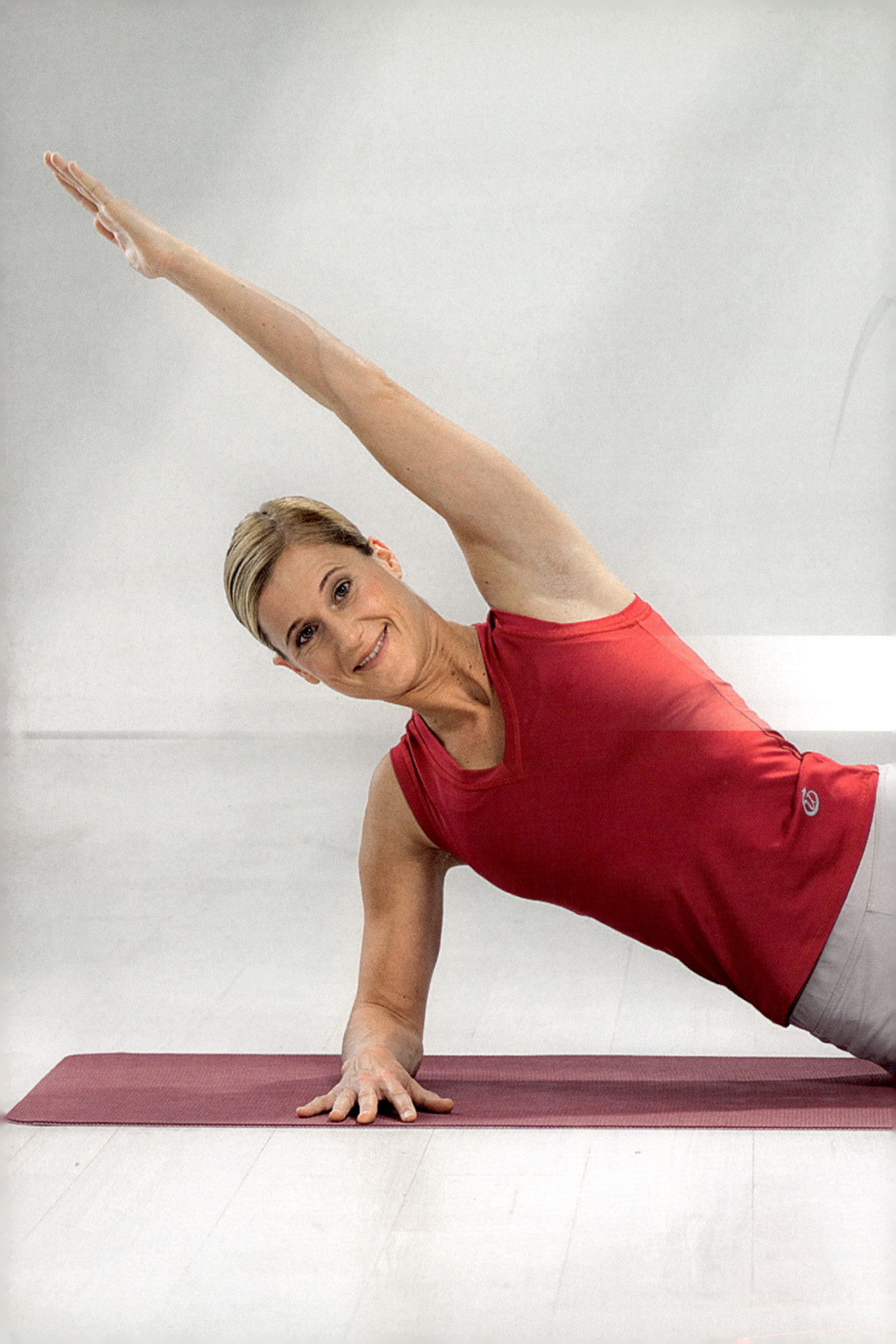

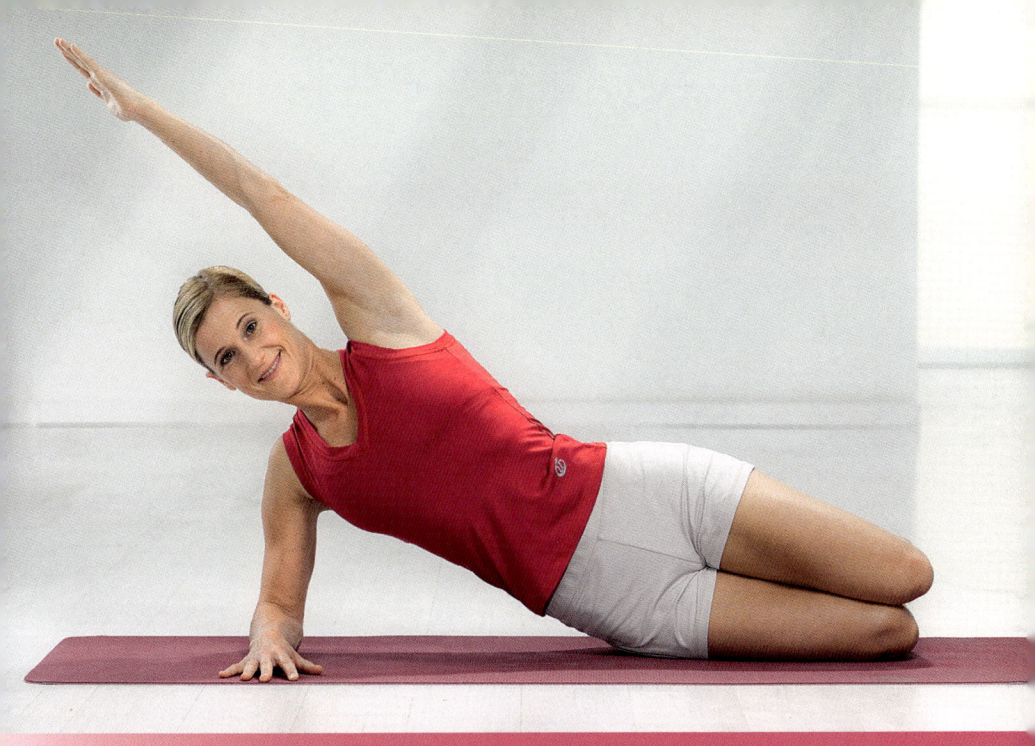

Der Stütz»

Schon 7 Sekunden maximale Anspannung lässt den Muskel wachsen.

Der Stütz »

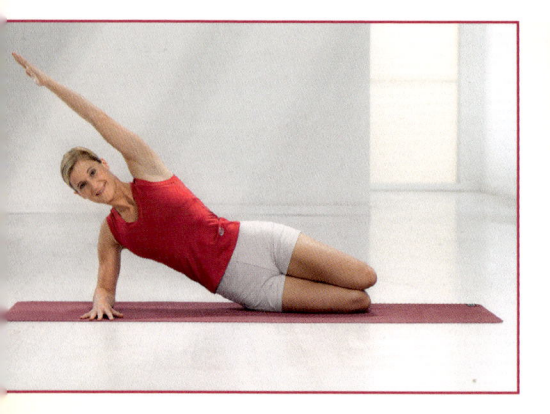

Ausgangsstellung: Legen Sie sich auf die Körperseite. Strecken Sie sich so, dass Ihr Körper eine Linie bildet. Winkeln Sie die Unterschenkel um ca. 90 Grad nach hinten ab. So haben Sie ein besseres Gleichgewicht. Stützen Sie Ihren Oberkörper mit dem Unterarm genau unter der Schulter ab. Dann strecken Sie den oberen Arm in Verlängerung zum Körper aus.

Übung: Heben Sie mit der Einatmung die Hüfte möglichst hoch. Und heben Sie gleichzeitig das obere angewinkelte Bein an. Mit der Ausatmung Bein und Hüfte leicht absenken. Einatmen und hochheben ...

Wie oft? Machen Sie diese Übung so oft, bis die Muskeln zittern – nicht aufhören, noch zwei, drei weitere Wiederholungen. Dann 30 Sekunden Pause. Und wenn Sie wollen, machen Sie die Übung noch einmal – bevor Sie die Seite wechseln.

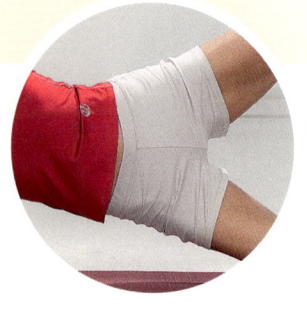

Wichtig! Vermeiden Sie eine Rotation in der Hüfte. Sie soll die ganze Zeit senkrecht zum Boden stehen. Nehmen Sie den Kopf nicht aus der Körperlinie heraus.

1. ÜBUNG

Variationen für Könner

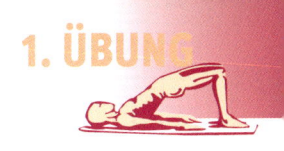

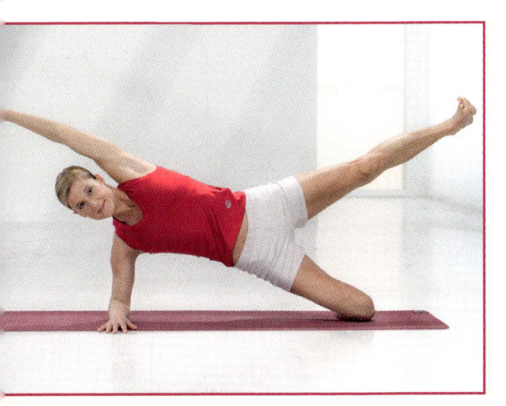

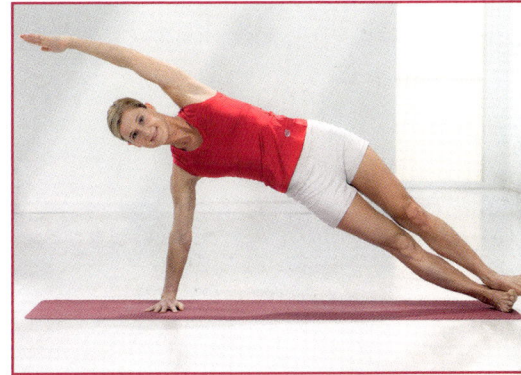

Variation 1: Strecken Sie das obere Bein aus, Ferse rausschieben, Zehen zum Schienbein ziehen. Heben Sie mit dem Hochziehen der Hüfte zusätzlich das obere Bein ab. Nun Hüfte oben halten, Bein mit der Ausatmung wieder ein Stück senken, einatmen, hochheben, ausatmen, senken ... Halten Sie die Hüfte dabei oben. Sie stärken zusätzlich Po und Oberschenkelaußenseite.

Variation 2: Strecken Sie die Beine in Verlängerung zum Körper aus. Die Fersen herausschieben, die Zehen zum Schienbein ziehen. Geben Sie Ihre Hand auf den Boden. Strecken Sie Ihren Arm und heben Sie die Hüfte hoch. Heben und senken Sie die Hüfte im Rhythmus Ihres Atems.

tipp: Als Gleichgewichtsübung für gut Fortgeschrittene heben Sie zusätzlich das obere gestreckte Bein ab und balancieren Sie so auf Hand und Fuß.

》 *Sie kräftigen die gesamte Beinaußenseite, den Po, den seitlichen Rumpf mit Rücken und Bauch, Nacken und Schultern. Viele andere Muskeln helfen natürlich noch mit, um den Körper zu stabilisieren und im Gleichgewicht zu halten.*

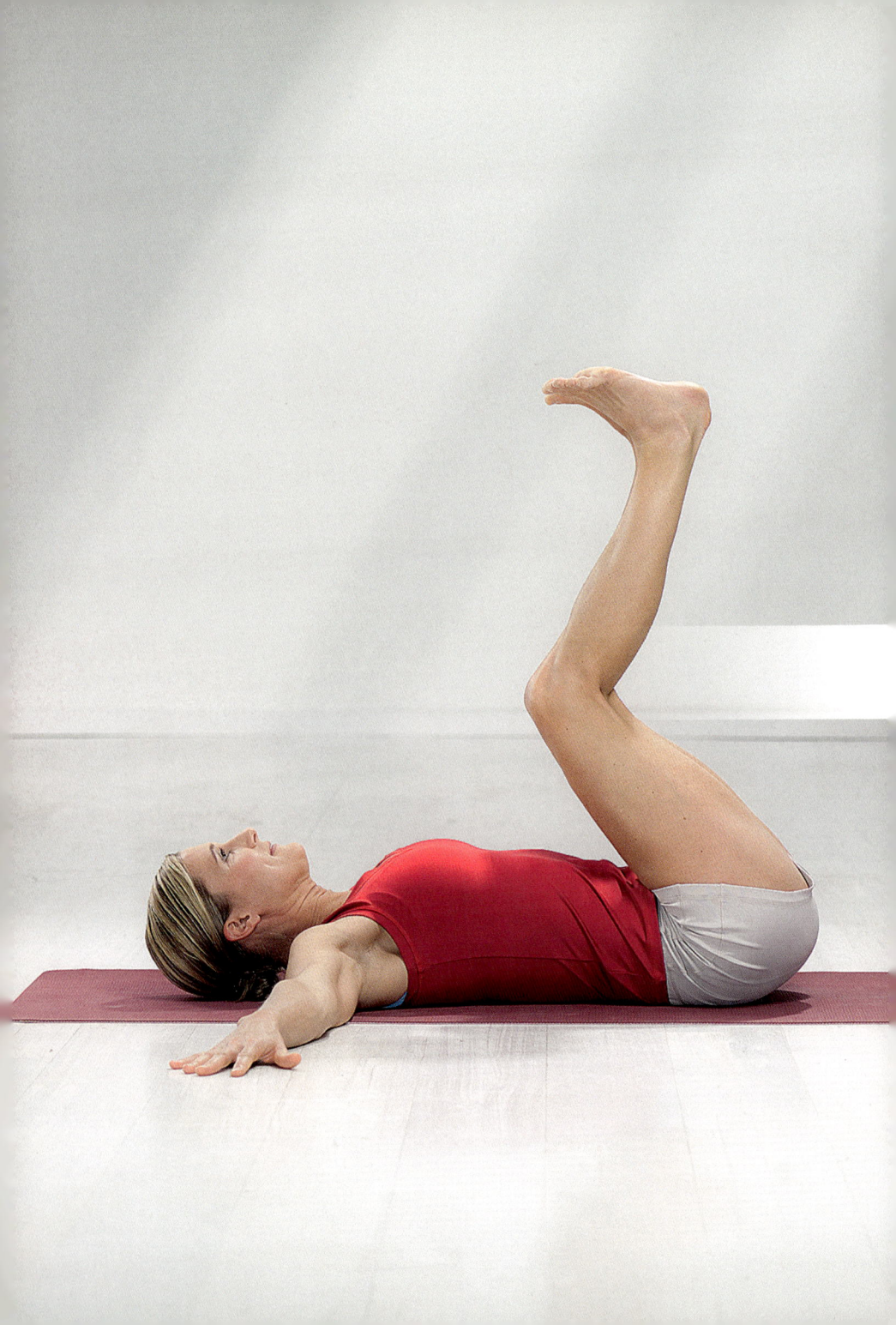

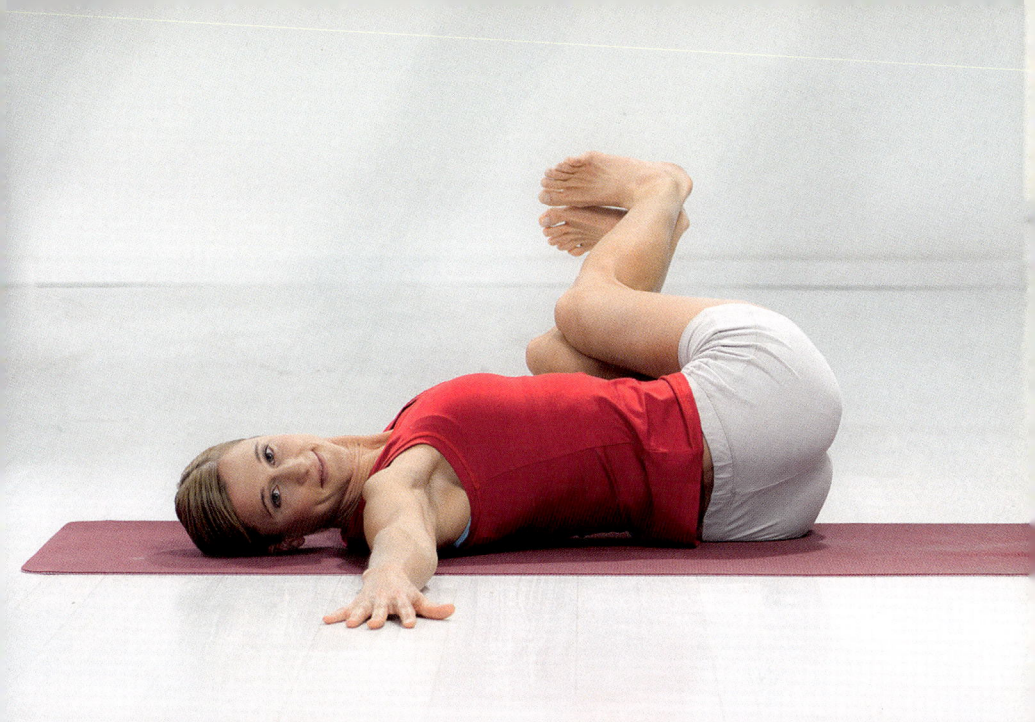

Die Schraube »

Ganz einfach, aber außerordentlich wirksam, um die Wirbelsäule zu stärken

Die Schraube »

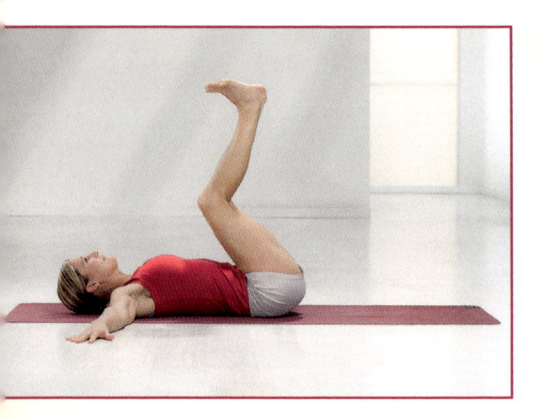

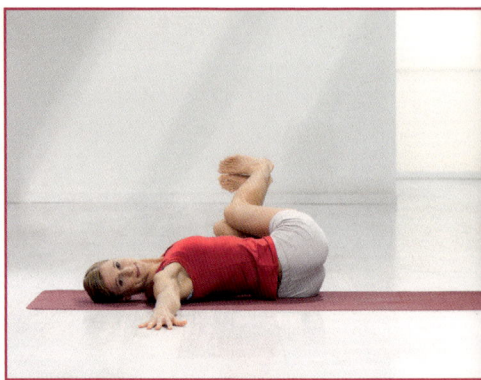

Ausgangsstellung: Legen Sie sich auf den Rücken und ziehen Sie die Beine angewinkelt zur Brust. So dass die Füße direkt über der Hüfte stehen. Dann ziehen Sie die Zehen zu den Schienbeinen. Legen Sie die Arme 90 Grad abgespreizt mit den Handflächen auf den Boden.

Übung: Senken Sie mit der Ausatmung beide Beine zur Seite ab. Ihr ganzer Schultergürtel bleibt dabei am Boden. Kurz vor dem Boden angekommen führen Sie die Beine mit der Einatmung wieder zur Mitte zurück. Mit der nächsten Ausatmung zur anderen Seite. Rollen Sie den Kopf am Boden liegend in die entgegengesetzte Richtung. Also Beine nach rechts, Kopf nach links. Üben Sie im Rhythmus Ihres Atems.

Wie oft? Machen Sie diese Übung so oft, bis Sie die Muskeln der Körpermitte deutlich spüren – nicht aufhören, noch zwei, drei weitere Wiederholungen. Dann 30 Sekunden Pause, und wenn Sie wollen, machen Sie die Übung noch einmal.

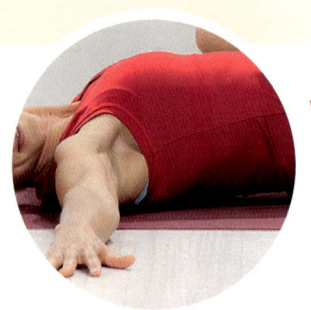

Wichtig! Die Zehen bleiben angezogen, damit Sie die nötige Spannung im unteren Rücken und den Beinen beibehalten. Halten Sie mit den Schultern immer Bodenkontakt. Und fallen Sie nicht ins Hohlkreuz.

2. ÜBUNG

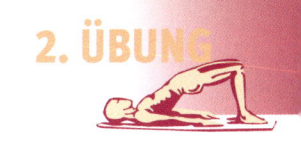

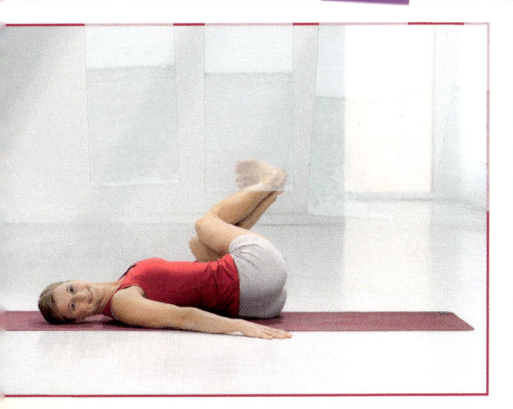

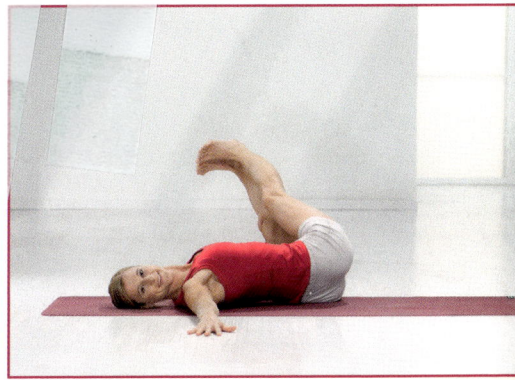

Variation 1: Rutschen Sie mit den ausgestreckten Armen näher zum Körper. Spreizen Sie die Arme also etwa im 45-Grad-Winkel ab. So müssen Sie mehr aus dem Rumpf heraus arbeiten.

Variation 2: Wenn Sie eine kräftige Bauchmuskulatur haben, dann können Sie allmählich die Beine ausstrecken und so mit gestreckten Beinen üben. Allerdings brauchen Sie dazu auch eine elastische Beinrückseite.

>> *Sie kräftigen den gesamten Bauch, den Schultergürtel, den unteren und oberen Rücken. Die Rotation in Brust und Lendenwirbelsäule kräftigt die kleinen tiefen Muskeln an der Wirbelsäule. Das mobilisiert die vom Sitzen so starre Wirbelsäule.*

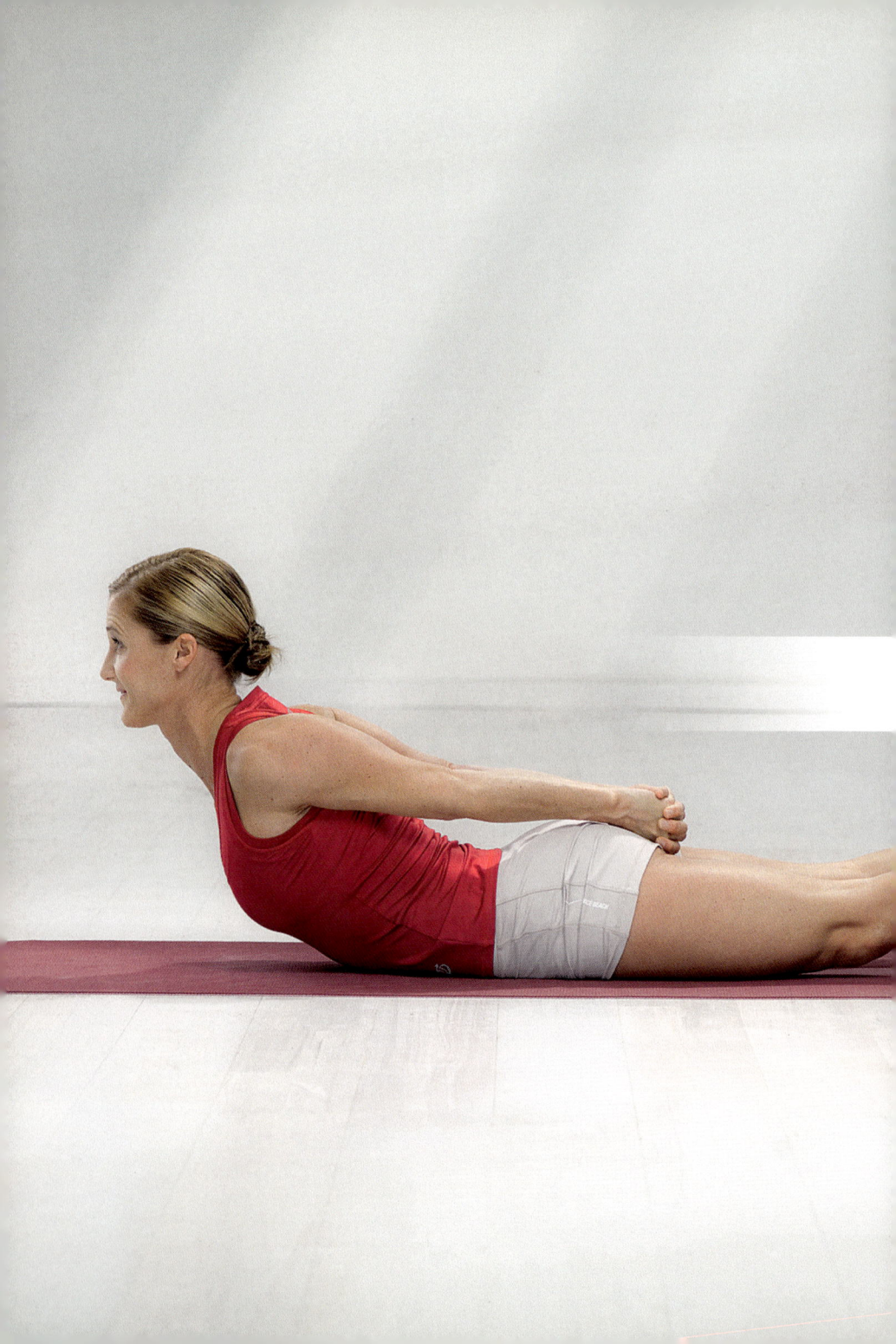

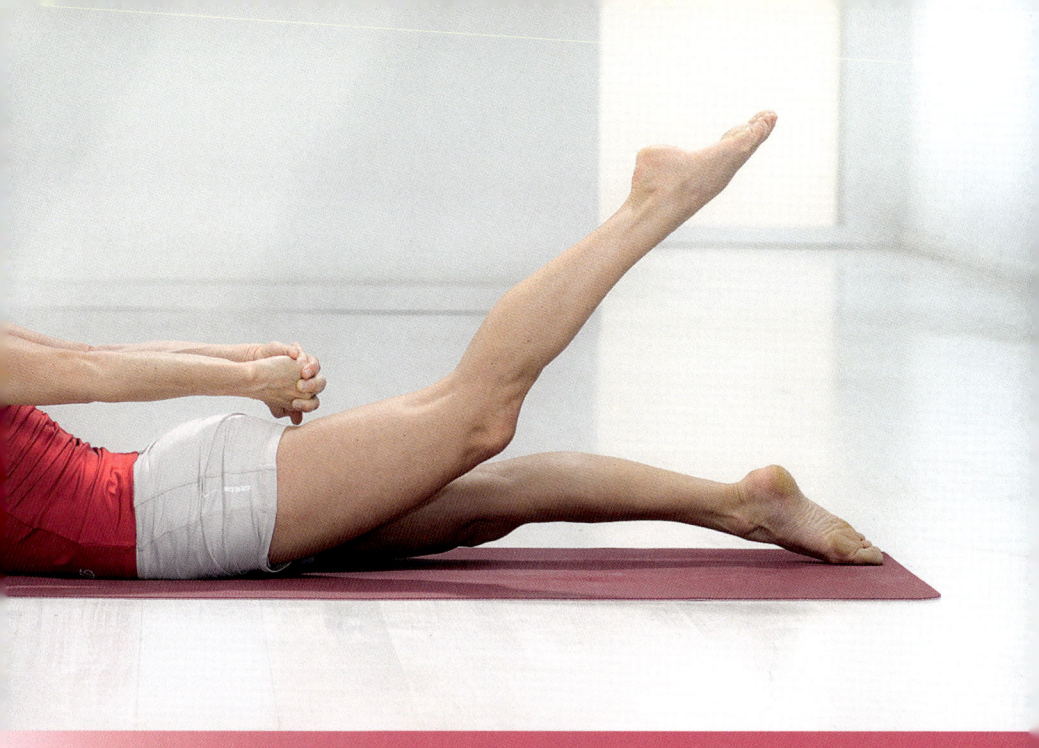

Das Boot »

Jetzt sind alle, wirklich alle Muskeln im Körper gefordert. Sie werden es spüren.

Das Boot»

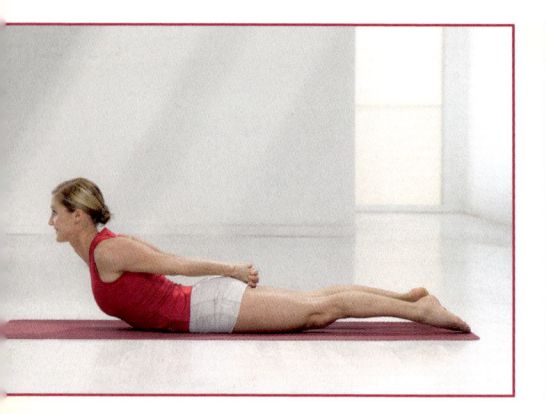

Ausgangsstellung: Legen Sie sich auf den Bauch. Verschränken Sie die Finger hinter dem Rücken. Strecken Sie die Arme weit Richtung Beine. Spannen Sie den Po an und strecken Sie die Zehen von sich weg.

Übung: Öffnen Sie mit der Einatmung den Brustkorb und schieben Sie ihn nach vorne. Gleichzeitig ziehen Sie die Hände weiter in Richtung der Beine. Der Blick geht nach vorne. Mit der nächsten Einatmung heben Sie ein Bein gestreckt vom Boden und drücken den Fußspann des anderen Beines in den Boden. Beim Ausatmen zurückführen. Einatmen, anderes Bein anheben. So im Atemrythmus weiterüben.

Wie lange? Bis Sie nicht mehr können – und noch ein bisschen länger. Lassen Sie den Atem trotz Anstrengung fließen. Dann Seitenwechsel.

Wichtig! Durch die weite Öffnung des Brustkorbes fällt es Ihnen schwer zu atmen. Atmen Sie bewusst in die gedehnten Lungenflügel hinein und spüren Sie, wie Ihre Atemmuskulatur trainiert wird. Schieben Sie den Brustkorb vor allem nach vorne – nicht nach oben. So kommen Sie nicht zu sehr ins Hohlkreuz.

3. ÜBUNG

Variationen für Könner

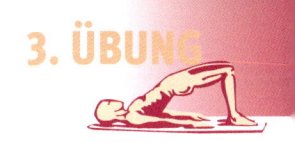

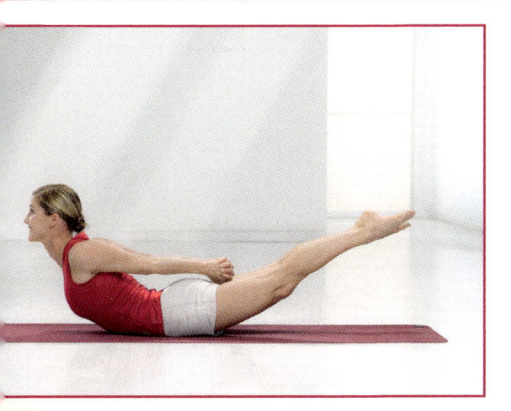

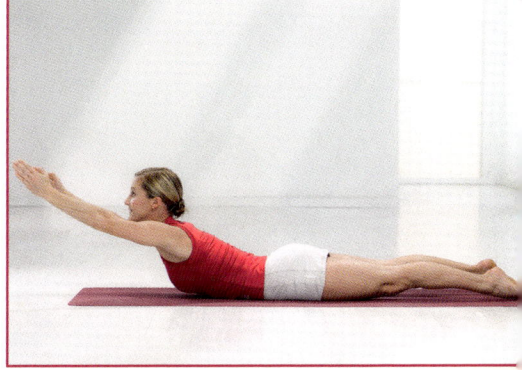

Variation 1: Sie können beide Beine gleichzeitig nach oben strecken und so die Kräftigung im unteren Rücken und am Po intensivieren. Halten Sie die Beine gestreckt und atmen Sie fließend.

Variation 2: Strecken Sie die Arme nach vorne oben, ohne die Öffnung des Brustkorbes zu verlieren. Sie spüren gleich mehr Spannung in den Schultern und im oberen Rücken.

> *Diese Übung kräftigt Ihre gesamte Körperrückseite, besonders den oberen und unteren Rücken sowie den Po. Zudem dehnt sie die Körpervorderseite. Hier müssen alle Muskeln im Körper ohne Ausnahme mithelfen. Und das ist spürbar.*

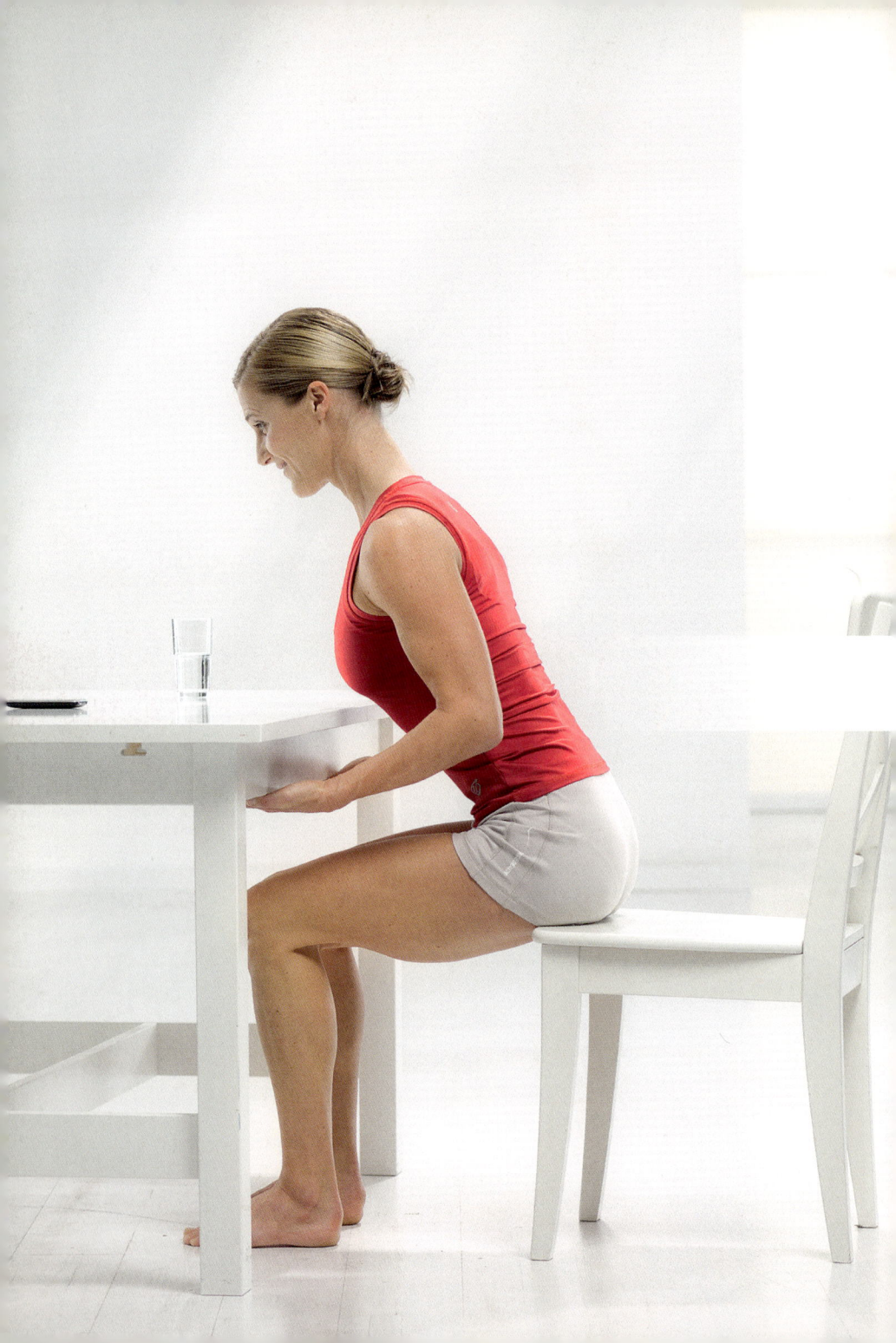

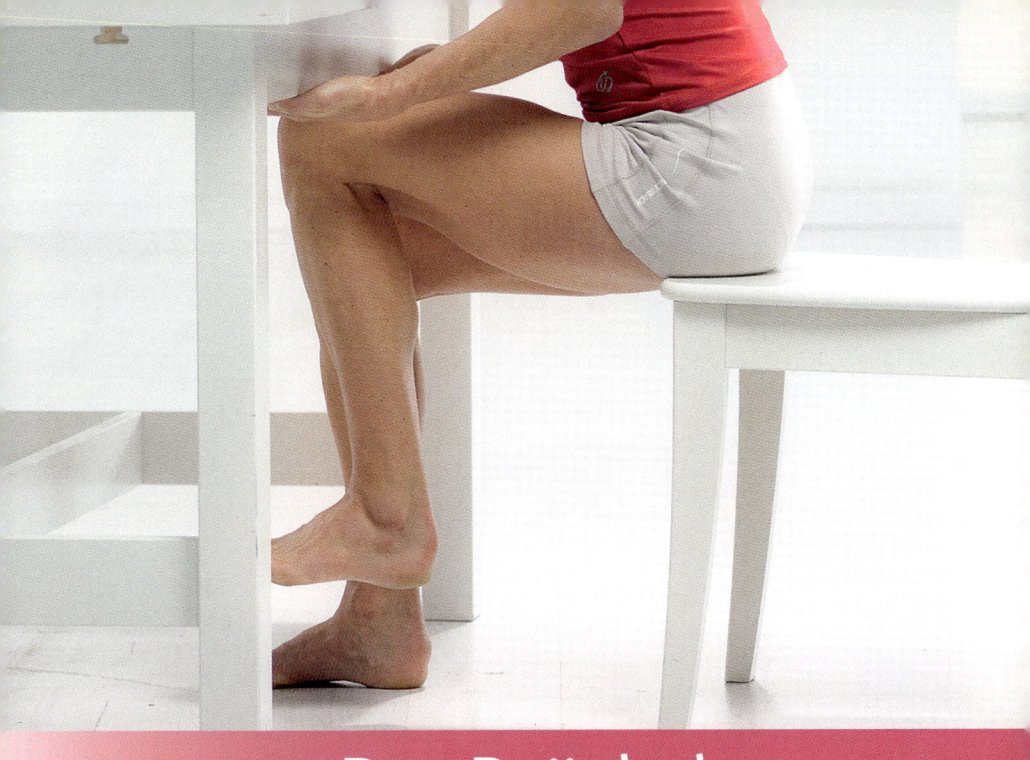

Der Drückeberger »

Machen Sie den Schreibtisch zur Kraftmaschine. Für Rücken, Arme, Bauch und Hüfte.

Der Drückeberger »

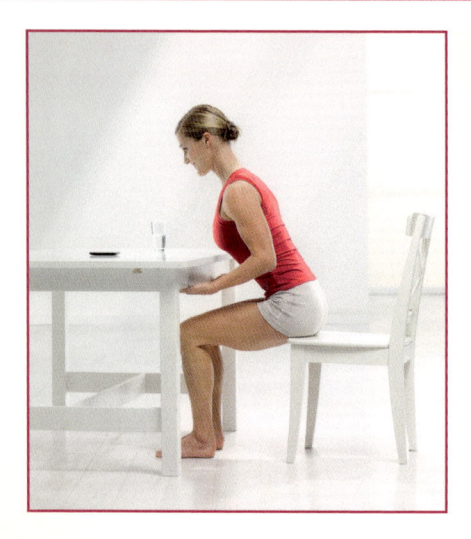

Ausgangsstellung: Setzen Sie sich an die Stuhlkante, schieben Sie den Stuhl ein Stück weg vom Tisch, so dass die Knie vor der Tischkante enden. Die Beine sind schulterbreit geöffnet. Senken Sie Ihren geraden Oberkörper aus der Hüfte heraus leicht nach vorne, und ziehen Sie den Bauchnabel nach innen oben für eine gute Bauchspannung. Legen Sie die Handflächen von unten an die Tischplatte.

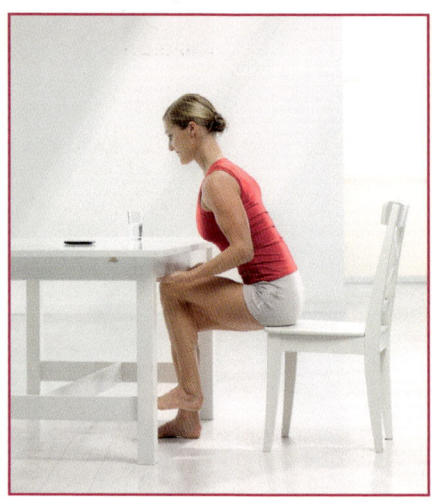

Übung: Ausatmen und mit den Händen Druck gegen die Tischplatte aufbauen. Lassen Sie den Brustkorb geöffnet, ohne zu stark ins Hohlkreuz zu kommen. Nun ziehen Sie die Fersen nach oben und heben mit der Einatmung den rechten Fuß vom Boden – ausatmen, abstellen; einatmen, linken Fuß …

Wie lange? So lange, bis der Chef ruft: »Zum Diktat« … Und danach dann noch einmal. Bis die Arme abfallen.

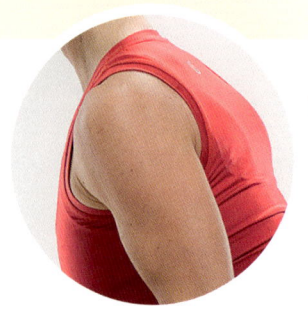

Wichtig! Achten Sie auf einen geöffneten Brustkorb, indem Sie die Schulterblätter zur Wirbelsäule hinziehen. Halten Sie die Bauchspannung.

4. ÜBUNG

Variationen für Könner

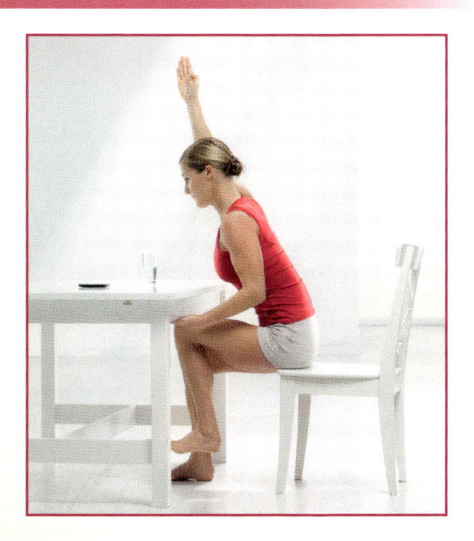

Variation 1: Sie können auch einarmig Druck aufbauen und so den Rücken in der Diagonale stärken. Dafür strecken Sie einen Arm in Verlängerung zum Körper aus. Und wie in der Übung beschrieben im Atemrhythmus die Beine abwechselnd heben. Dann anderen Arm heben ...

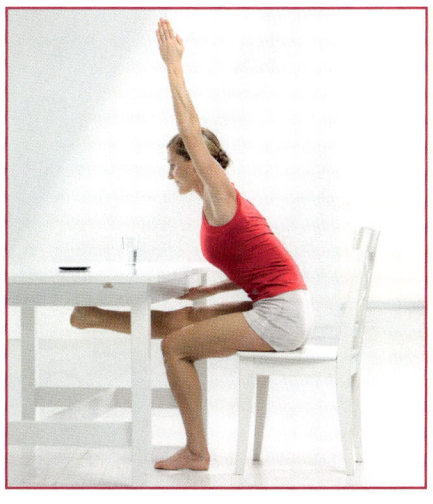

Variation 2: Dafür strecken Sie den linken Arm in Verlängerung zum Körper aus. Nun drücken Sie die rechte Hand an die Unterseite des Tisches, heben im Atemrhythmus das rechte Bein nach oben, ziehen die Zehen in Richtung Schienbein. Abstellen, heben, abstellen, heben ... Seitenwechsel nicht vergessen.

> *Hier tun Sie etwas für die Muskulatur von Rücken, Schultern, Armen, Bauch und Hüftbeuger. Während Sie für kurze Zeit einmal die Arbeit Arbeit sein lassen ...*

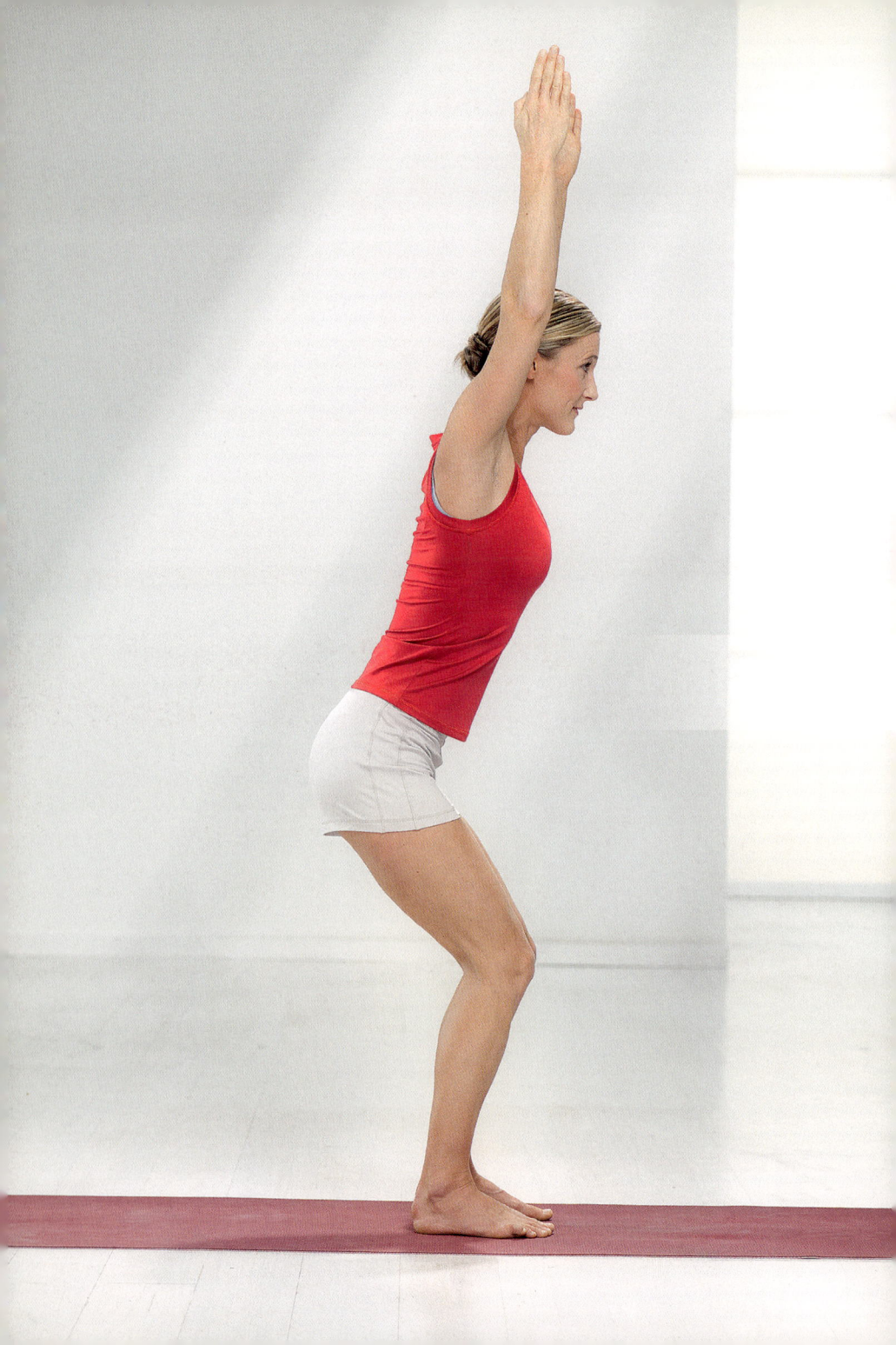

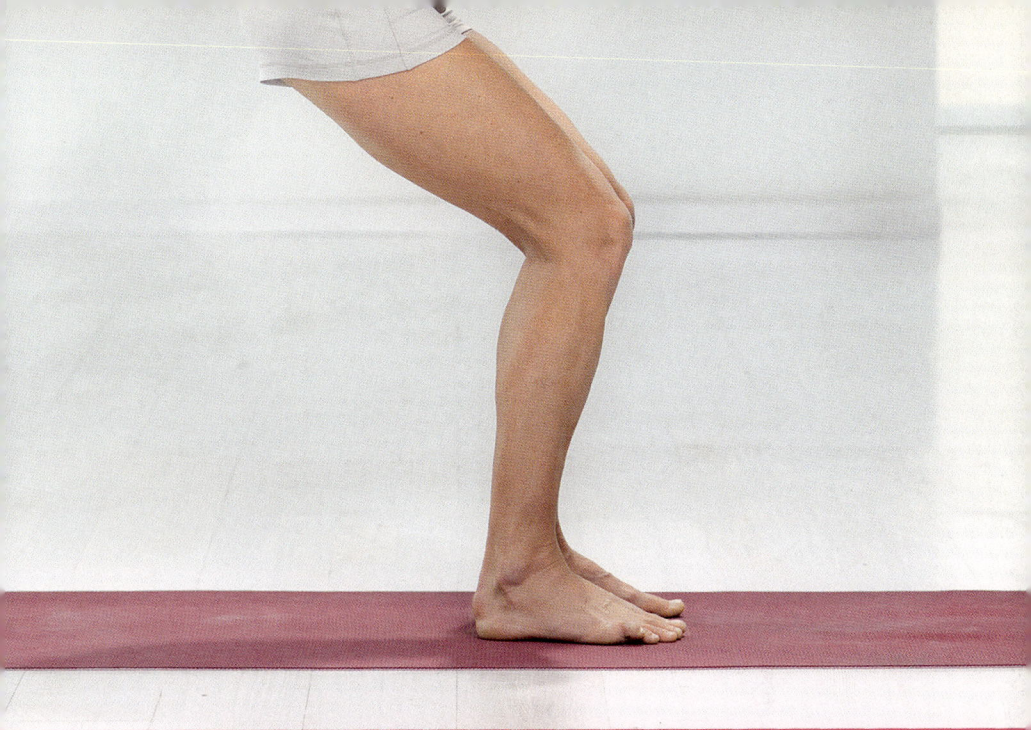

Die intelligente Kniebeuge »

Die Kraft, die aus der Mitte kommt. Stärkt die Muskeln von der Wade bis hinauf in die Arme.

Die intelligente Kniebeuge »

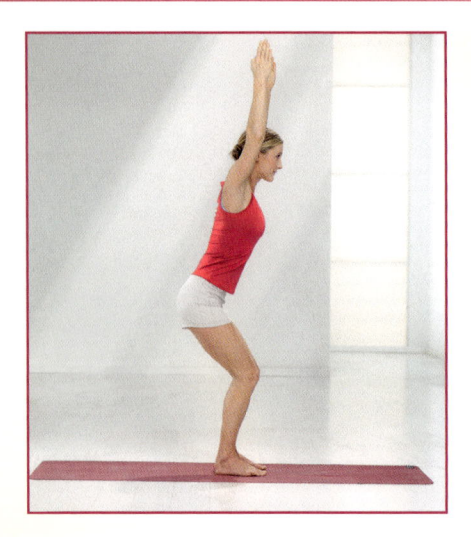

Ausgangsstellung: Füße hüftbreit auseinanderstellen. Senken Sie den Po nach unten ab und führen Sie den Oberkörper mit einer guten Bauchspannung leicht nach vorne. Die Knie möglichst nicht nach vorne über die Zehen schieben. Strecken Sie die Arme schulterbreit in Verlängerung zum Körper. Die Handflächen zeigen zueinander. Blicken Sie nach vorne.

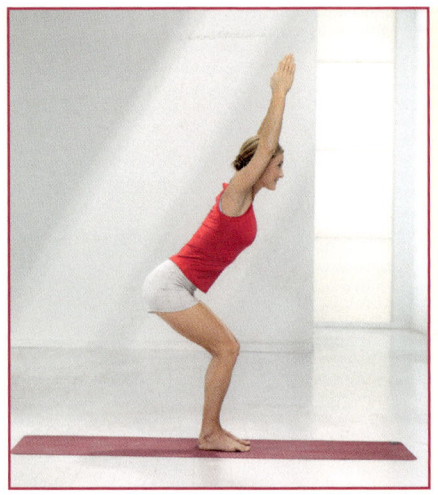

Übung: Heben Sie mit der Einatmung den Po leicht an. Aber wirklich nur ganz leicht. Und senken Sie ihn mit der Ausatmung wieder leicht ab. Atmen Sie fließend, während Sie die Spannung in Oberschenkeln und Rücken spüren.

Wie oft? Bis die Oberschenkel brennen. Und die Arme auch. Kurze Pause, dann noch einmal.

Wichtig! Ziehen Sie den Bauchnabel nach innen oben. Das bewahrt Sie davor, zu stark ins Hohlkreuz zu gehen. Ziehen Sie die Schultern trotz kopfüber gestreckter Arme nach unten, um den Nacken lang zu ziehen. Ist Ihnen das zu anstrengend? Dann legen Sie die Hände vorerst in den Nacken und ziehen die Ellbogen nach außen.

5. ÜBUNG

Variationen für Könner

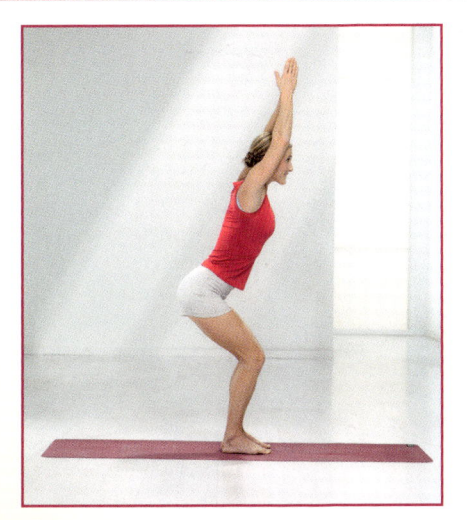

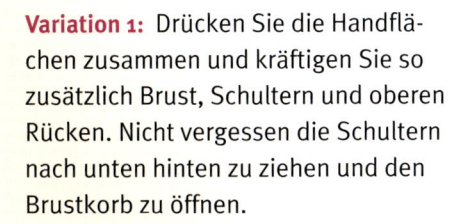

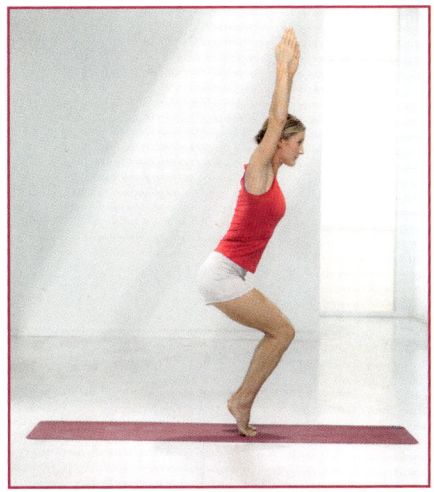

Variation 1: Drücken Sie die Handflächen zusammen und kräftigen Sie so zusätzlich Brust, Schultern und oberen Rücken. Nicht vergessen die Schultern nach unten hinten zu ziehen und den Brustkorb zu öffnen.

Variation 2: Lösen Sie die Fersen mit der Einatmung vom Boden und heben Sie sie weit hoch. Bis Sie auf den Fußballen stehen. Jetzt die Spannung halten und Gleichgewicht bewahren. Mit der Ausatmung die Fersen wieder bis kurz über den Boden absenken. Beim Einatmen wieder anheben. Eine schöne Kräftigung für Ihre Fußmuskulatur.

> *Die Kniebeuge ist gut. Die macht der Bodybuilder, der Läufer, auch der Yogi und der Eskimo. Mit dieser Variation kräftigen Sie aus der Mitte heraus noch mehr Muskeln von der Wade über den Oberschenkel, Po, Bauch, Rücken, Schultern bis in die Arme hinauf.*

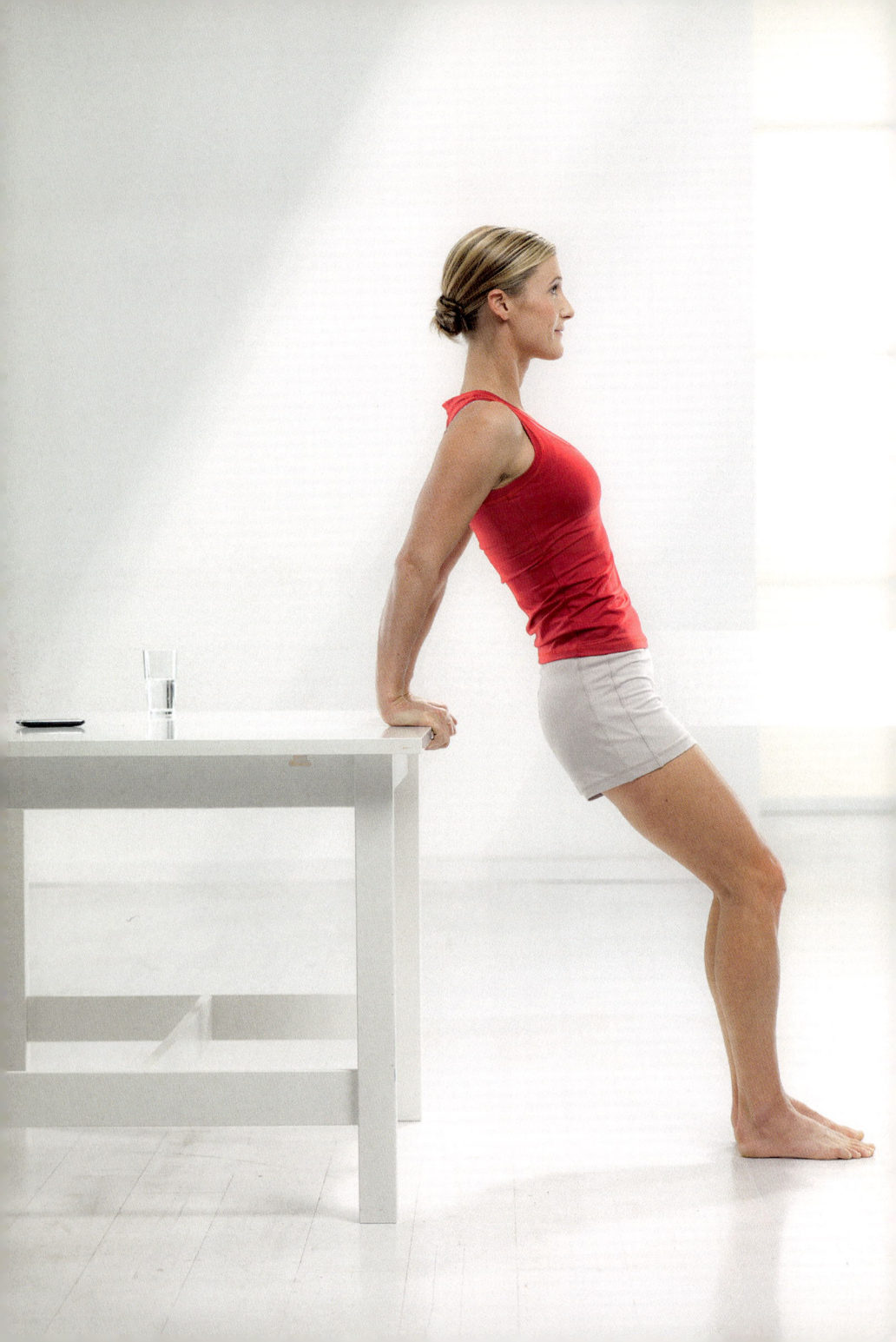

Der Dipp »

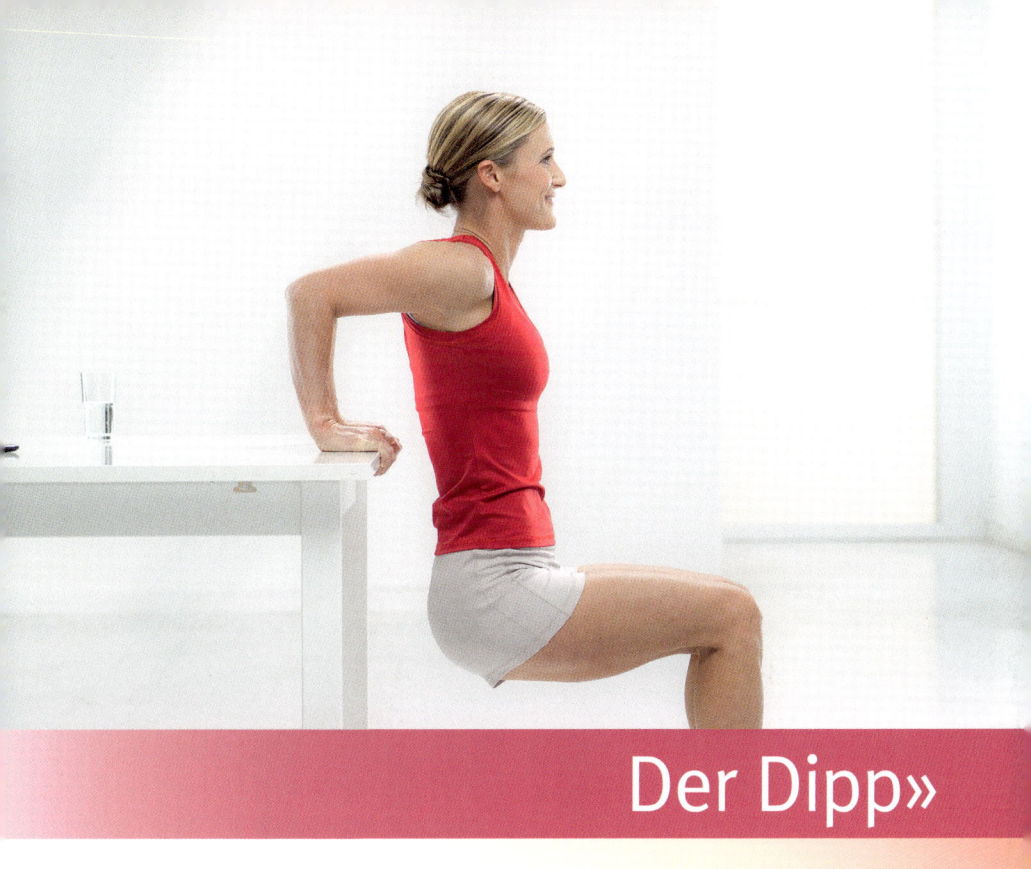

Der Kraft-Quickie fürs Büro. Kräftigt die Muskulatur von Schultern, Brust, Armen, Hüfte und Rücken.

Der Dipp »

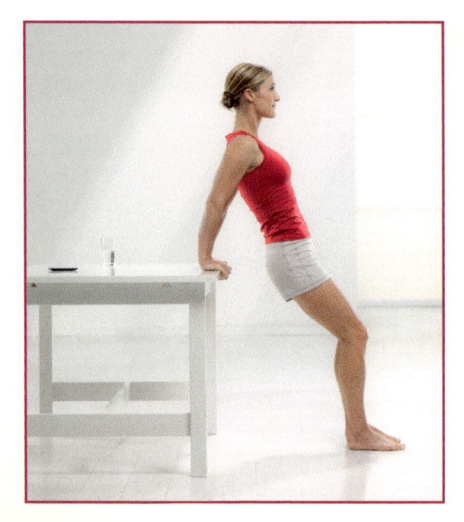

Ausgangsstellung: Stellen Sie sich mit dem Rücken vor einen Tisch (ohne Rollen). Legen Sie die Handflächen schulterbreit hinter sich an die Tischkante. Wandern Sie mit den Füßen etwa 80 Zentimeter vom Tisch weg (den Abstand ein wenig ausprobieren).

Übung: Mit der Einatmung beugen Sie die Arme und schieben Ihr Körpergewicht in Richtung der Arme. Die Ellbogen zeigen nach hinten. Beugen Sie auch die Beine, damit nicht das ganze Gewicht auf den Armen lastet. Mit der Ausatmung die Arme wieder strecken. Mit der Einatmung wieder beugen. Üben Sie im Rhythmus Ihres Atems weiter.

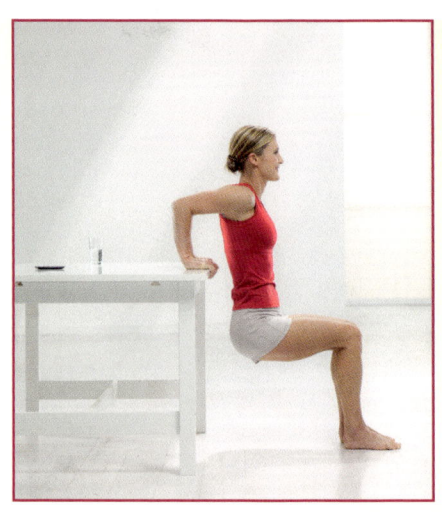

Wie lange? Bis Sie lieber wieder arbeiten wollen – und dann noch zweimal mehr. Kurzes Päuschen und noch einmal.

Wichtig! Öffnen Sie den Brustkorb ganz bewusst gegen die nach vorne kommenden Schultern, wenn Sie die Arme beugen. So vermeiden Sie einen zu starken Rundrücken. Mit zunehmend kräftigeren Armen können Sie sich dann an die Variationen wagen.

6. ÜBUNG

Variationen für Könner

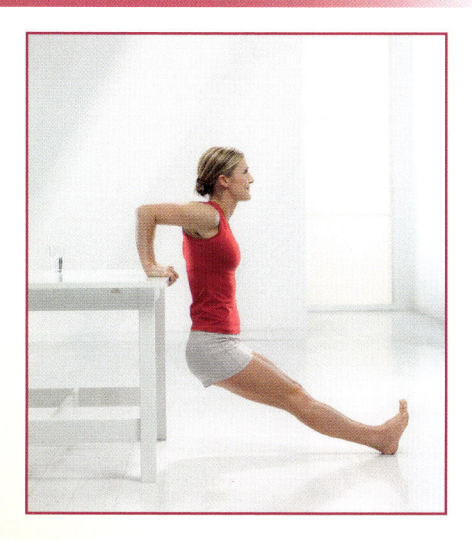

Variation 1: Wandern Sie mit den Füßen ein wenig weiter vom Tisch weg. Strecken Sie die Beine. Ziehen Sie nun die Fußballen Richtung Schienbein. Mit der Einatmung beugen Sie die Arme, so dass die Ellbogen nach hinten zeigen. Mit der Ausatmung die Arme wieder strecken. Mit der Einatmung wieder beugen. Üben Sie im Rhythmus Ihres Atems weiter. Die Beine bleiben gestreckt.

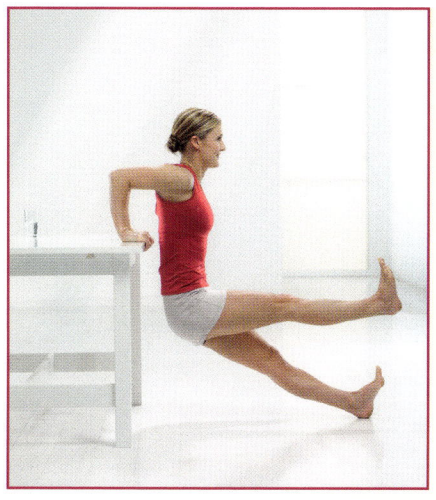

Variation 2: Heben Sie ein gestrecktes Bein vom Boden ab und ziehen Sie die Zehen Richtung Schienbein. Während Sie üben, halten Sie das Bein ein paar Zentimeter gestreckt über dem Boden.

>> *Die ideale Schreibtischbetätigung: Der Arbeit mal den Rücken zukehren und etwas für die Muskeln tun! Kräftigen Sie damit Schultern, Brust, Arme, Hüfte und Rücken.*

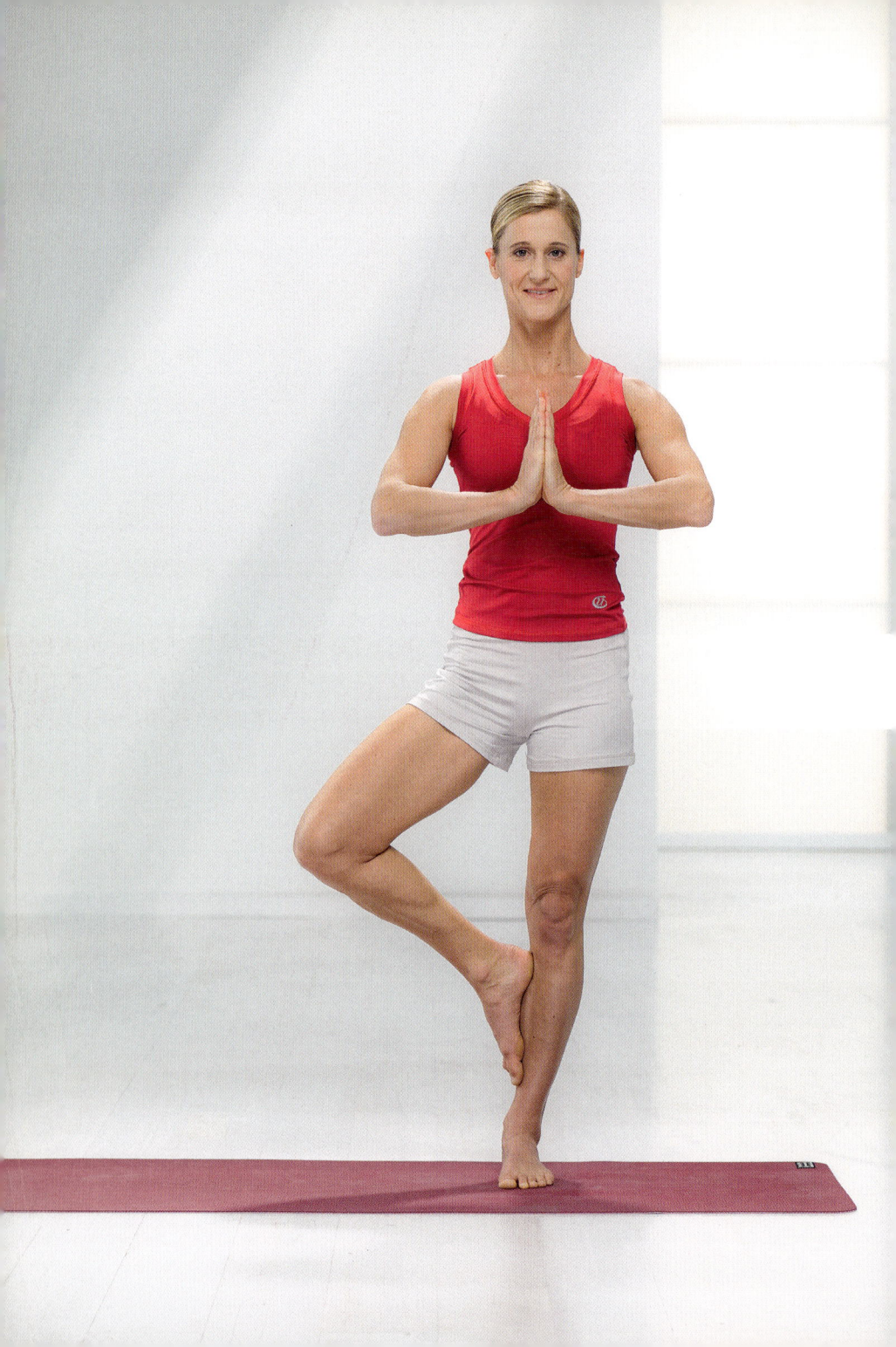

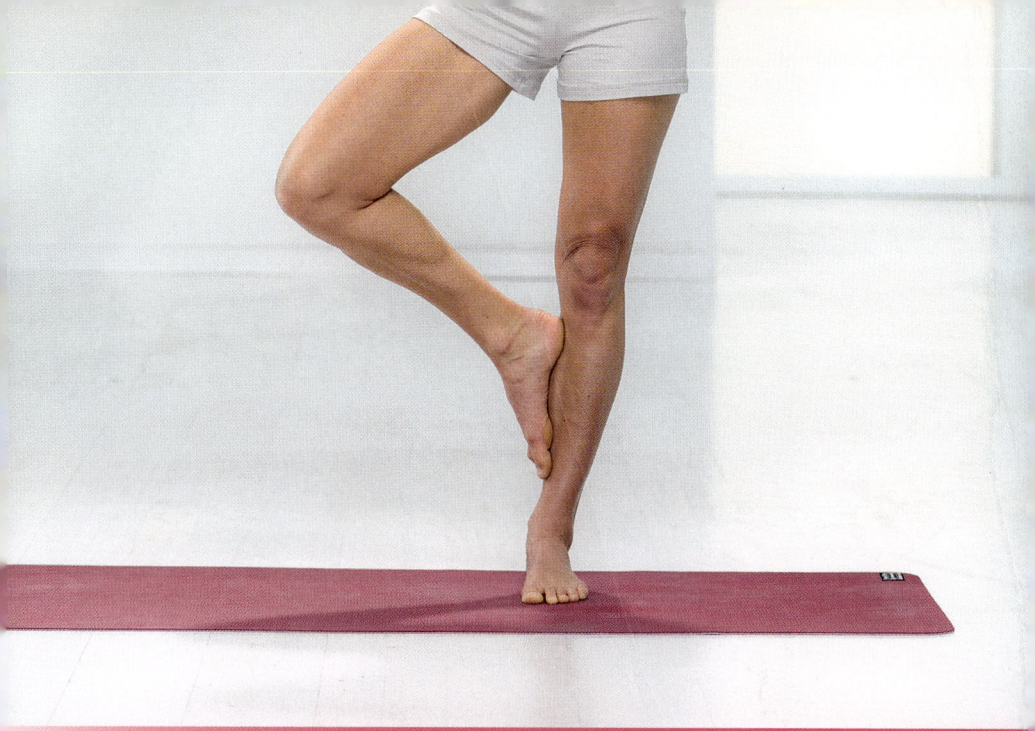

Der Baum »

So kommen Sie ins Gleichgewicht. Eine gute Balance ist die beste Voraussetzung für ein effektives Muskeltraining.

Der Baum »

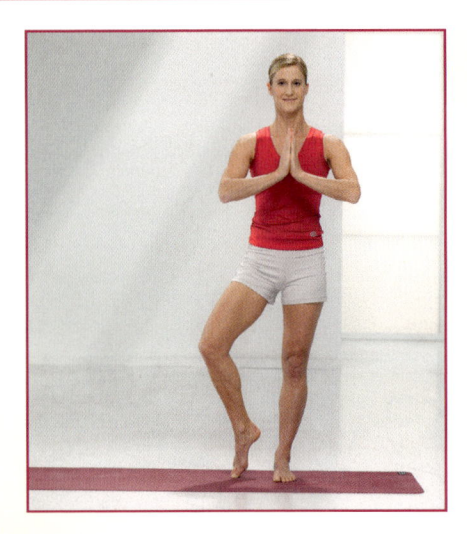

Ausgangsstellung: Aus dem Stand heraus das Gewicht auf den linken Fuß verlagern. Die rechte Fußsohle an das linke Schienbein legen. Die Handflächen vor der Brust zusammengeben, die Ellbogen zeigen dabei zur Seite.

Übung: Mit der Einatmung die Handflächen zusammendrücken. Ellbogen nach hinten ziehen. Mit der Ausatmung die Hüfte nach vorne schieben, angewinkeltes Knie nach hinten ziehen. Mit einer guten Körperspannung das Gleichgewicht halten. Vergessen Sie nicht, die Seite zu wechseln.

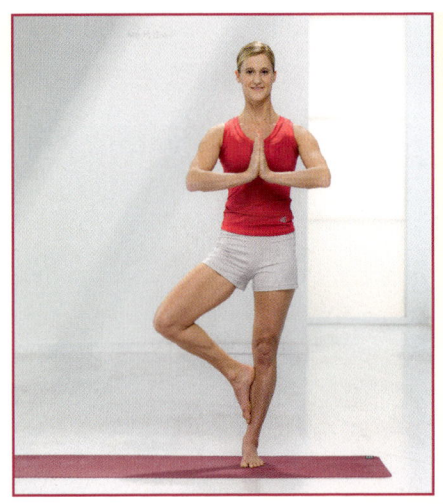

Wie lange? Bis im Kopf kein Affe mehr schnattert und Sie sich voll und ganz auf die Atmung konzentrieren.

Wie oft? Diese Übung können Sie ruhig auch öfter in den Alltag einbauen.

Wichtig! Verwurzeln Sie Ihren Standfuß im Boden, indem Sie das Fußgewölbe anspannen, die Zehen in den Boden drücken. Sobald Sie merken, dass Sie eines Tages mit Leichtigkeit stehen, dann wandern Sie mit der Fußsohle weiter nach oben. Jedoch den Fuß nicht auf dem empfindlichen Kniegelenk aufsetzen. Ziel: Die Ferse liegt am Schritt.

7. ÜBUNG

Variationen für Könner

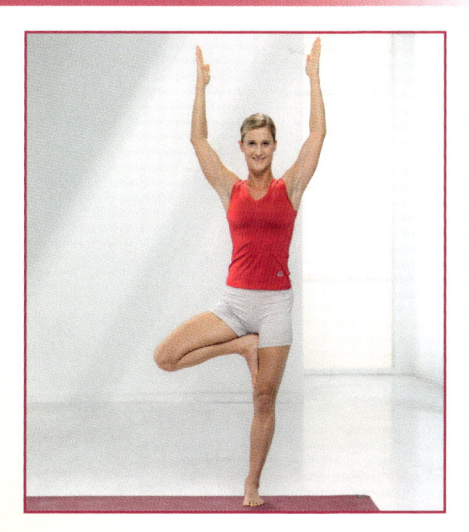

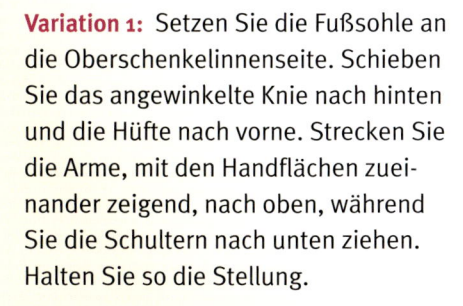

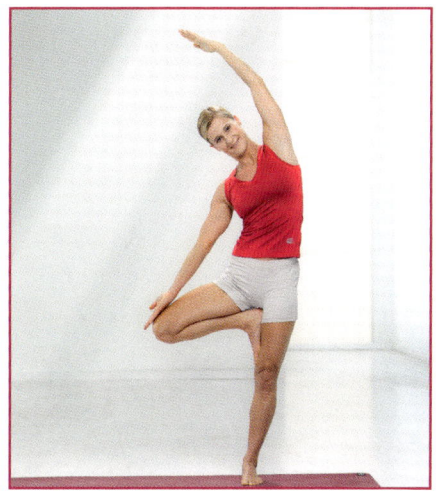

Variation 1: Setzen Sie die Fußsohle an die Oberschenkelinnenseite. Schieben Sie das angewinkelte Knie nach hinten und die Hüfte nach vorne. Strecken Sie die Arme, mit den Handflächen zueinander zeigend, nach oben, während Sie die Schultern nach unten ziehen. Halten Sie so die Stellung.

Variation 2: Spielen Sie mit Ihrem Gleichgewicht. Aus der Variation 1 heraus legen Sie mit der Ausatmung den rechten Handrücken auf Ihr angewinkeltes Knie und beugen so Ihren Oberkörper nach rechts.

> *Es gibt kein besseres Training für die Balance. Sie schulen damit das Gefühl für Ihre Körperspannung. Die Grundvoraussetzung für ein stabiles Gleichgewicht – und auch für ein effektives Muskeltraining.*

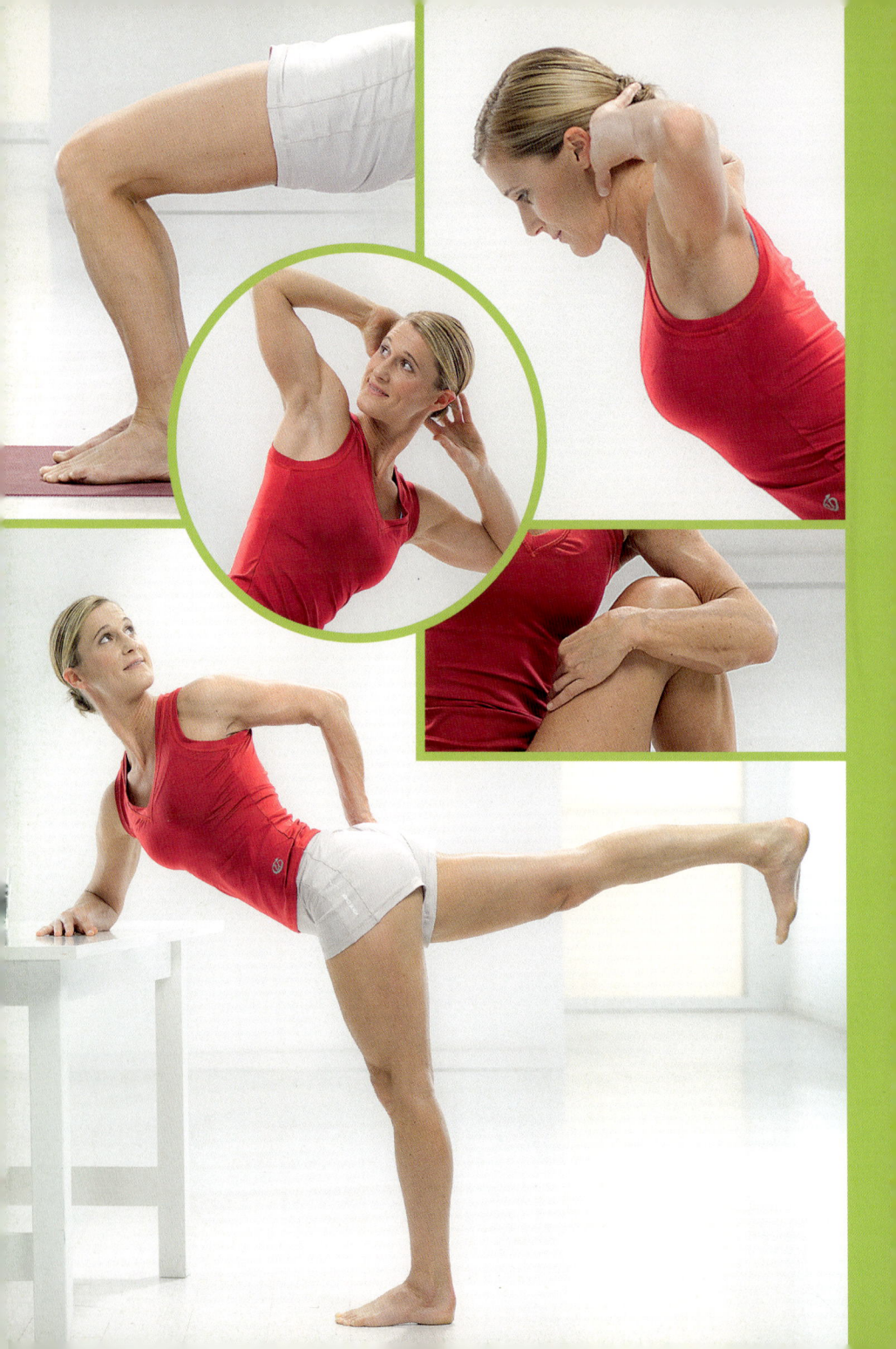

noch mehr übungen

Sie sitzen viel? Sicher. Tun wir doch alle. Dann bauen Sie immer mal wieder eine der Sitzübungen ein. Am Frühstückstisch, im Wartezimmer beim Arzt. Im Büro – wenn der Chef gerade nicht guckt. Im Fernsehsessel, während die Tagesschau läuft. Vielleicht machen Sie aber lieber die Übungen im Stehen oder Liegen.

» Picken Sie sich einfach die Übung heraus, die Ihnen gefällt.

» Oder: Machen Sie alle Übungen im Sitzen oder Liegen oder Stehen am Stück – mit je einer halben Minute Pause dazwischen.

» Oder: Kombinieren Sie Übungen im Sitzen mit Übungen im Stehen oder Liegen zu Ihrem »Meine-Lieblingsübungen-Programm«.

Achten Sie aber immer darauf, dass Sie alle Muskelgruppen fordern.

Übung 1   Po, Rücken, Schultern – statisch

Anfänger

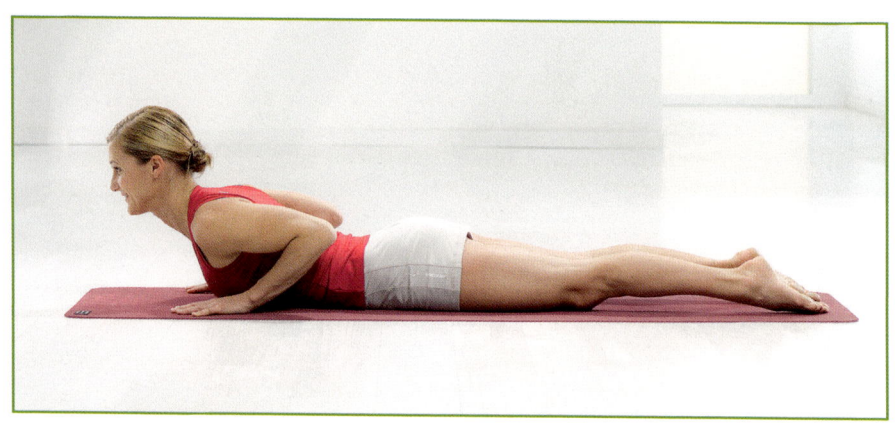

Ausgangsstellung: Legen Sie sich auf den Bauch. Strecken Sie die Beine aus, legen Sie den Fußspann auf den Boden. Geben Sie die Hände direkt unter die Schultern auf den Boden. Blicken Sie nach vorne. Drücken Sie die Oberarme an den Oberkörper und ziehen Sie die Schulterblätter zur Wirbelsäule.

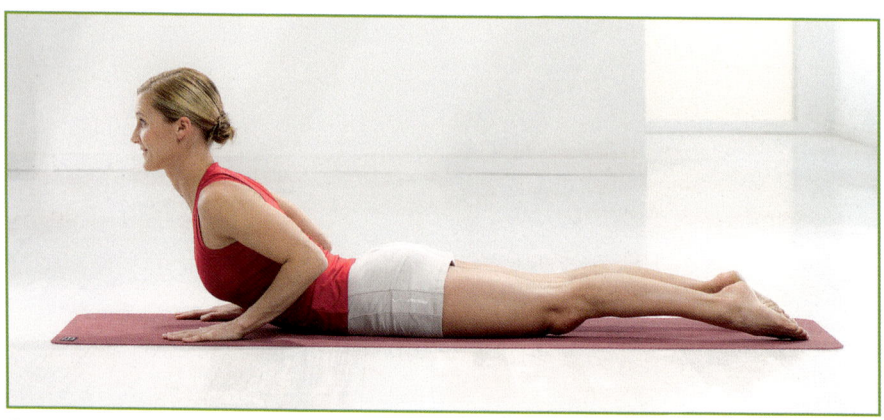

Übung: Mit der Einatmung Handflächen in den Boden drücken, Brustkorb anheben und nach vorne ziehen. Um die Spannung zu verstärken, drücken Sie die Handflächen in den Boden und ziehen Sie sie in Richtung Po, ohne die Handflächen zu bewegen. Die Spannung halten, bis die Muskeln brennen.

ÜBUNGEN IM LIEGEN

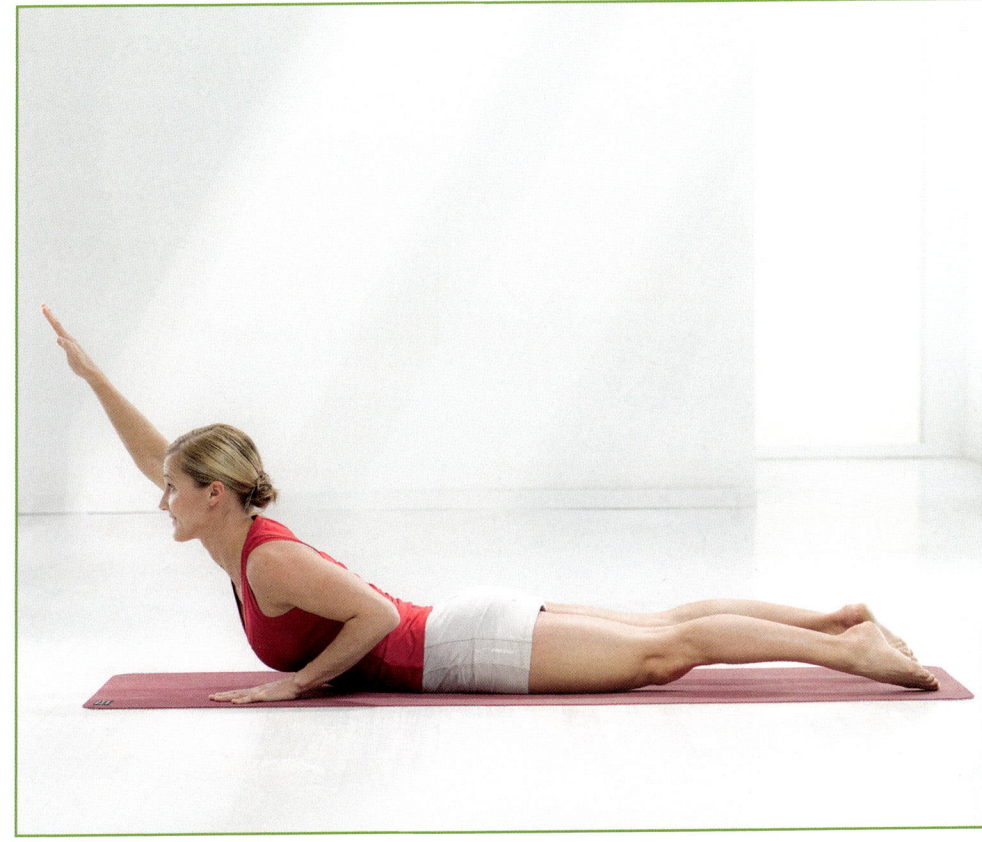

Variationen für Könner

Aus der statischen Grundübung machen Sie eine dynamische Variation. Strecken Sie mit der Einatmung zusätzlich einen Arm in Verlängerung zum Kopf nach vorne oben. Mit der Ausatmung den Arm zurückführen in die Grundposition.

Mit der nächsten Einatmung anderen Arm strecken. Dann ausatmen und den Arm zurückführen.

tipp: Statt der Arme können Sie auch die gestreckten Beine im Wechsel anheben.

Übung 2   Rücken, Schulter – dynamisch

Anfänger

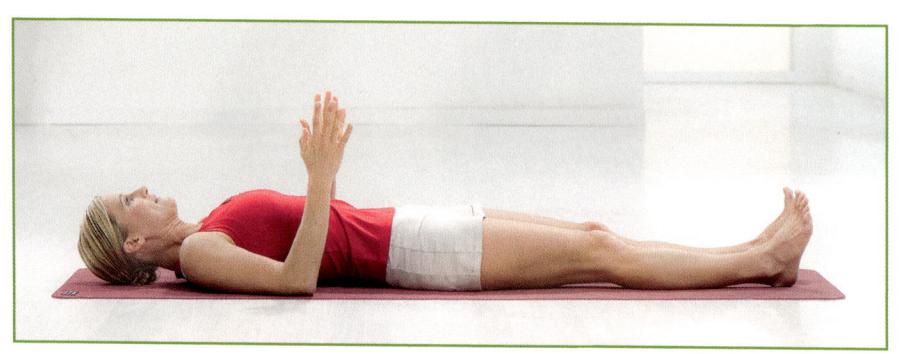

Ausgangsstellung: Legen Sie sich mit dem Rücken auf den Boden. Die Oberarme liegen nahe beim Oberkörper am Boden. Die Unterarme sind senkrecht zum Boden aufgestellt. Die Beine sind ausgestreckt, und die Zehen ziehen zur Decke. Drücken Sie die Ellbogen in den Boden. Ziehen Sie die Schulterblätter zusammen und öffnen Sie den Brustkorb, indem Sie das Brustbein etwas nach oben schieben. Halten Sie die Halswirbelsäule lang, indem Sie das Kinn leicht in Richtung Hals ziehen und nach oben blicken.

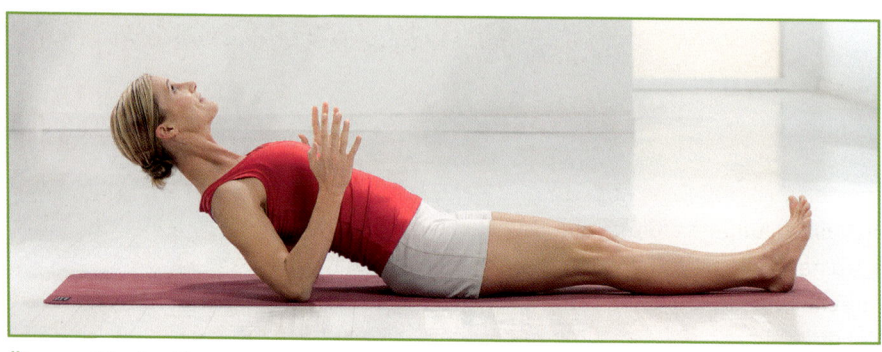

Übung: Mit der Einatmung heben Sie Kopf und Schulterblätter an. Ziehen Sie das Kinn in Richtung Hals, damit die Halswirbelsäule gerade bleibt, und blicken Sie nach oben. Mit der Ausatmung senken Sie Schultern und Kopf wieder ab, ohne den Boden zu berühren. Beim Einatmen wieder anheben. So im Atemrhythmus weiterüben.

ÜBUNGEN IM LIEGEN

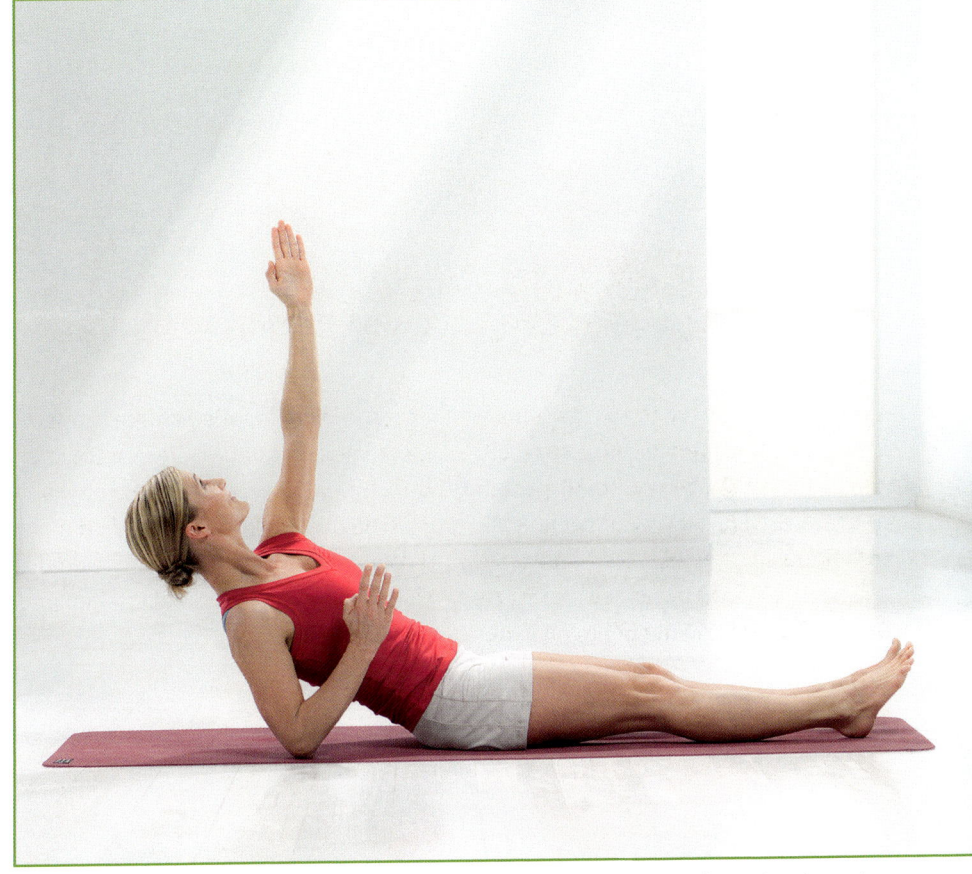

Variationen für Könner

Wie links beschrieben: Kopf und Schultern anheben, dabei den Brustkorb nach oben geöffnet halten. Nun strecken Sie mit der Einatmung den linken Arm nach oben aus. Mit der Ausatmung führen Sie dann den linken Ellbogen zurück zum Boden. Beim nächsten Einatmen den rechten Arm nach oben strecken. Linken Arm, rechten Arm im Wechsel strecken … Senken Sie Brustkorb und Kopf während der ganzen Übung nicht ab. Und halten Sie die Spannung.

tipp: Der Brustkorb fällt zusammen? Dann haben Sie noch nicht genügend Kraft in Schultergürtel und Rücken. Einfacher geht es, wenn Sie abwechselnd nur die Ellbogen ein paar Zentimeter vom Boden abheben, ohne die Arme zu strecken.

Übung 3 Bauch, Hüfte, Oberschenkel – statisch

Anfänger

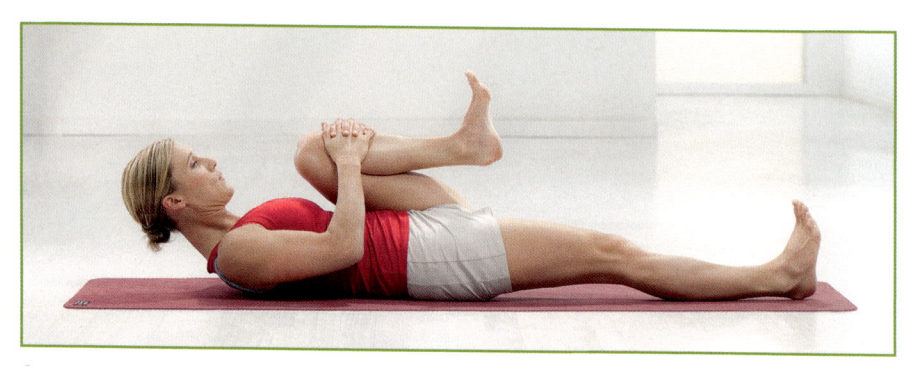

Ausgangsstellung: Auf dem Rücken liegend winkeln Sie das linke Bein an. Verschränken Sie die Hände über dem linken Schienbein und ziehen Sie so das Bein nahe an den Oberkörper. Ziehen Sie die Zehenspitzen Richtung Schienbein. Heben Sie Kopf und Schultern ein wenig vom Boden.

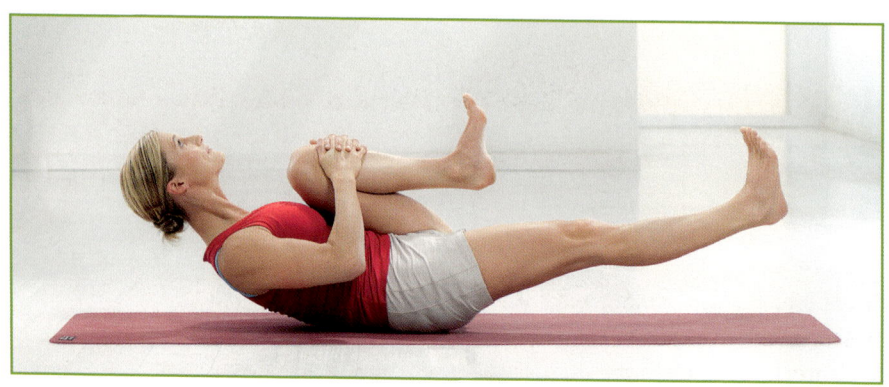

Übung: Mit der Ausatmung heben Sie Kopf und Schultern weiter vom Boden ab und ziehen den Brustkorb nahe zum linken Knie. Blicken Sie nach oben, ziehen Sie das Kinn leicht in Richtung Hals. Drücken Sie die Lendenwirbelsäule in den Boden und heben Sie zusätzlich das rechte Bein ein paar Zentimeter vom Boden ab. Halten Sie so die Spannung und ziehen Sie dabei die Schultern nach hinten unten, ohne den Oberkörper zum Boden zu senken.

ÜBUNGEN IM LIEGEN

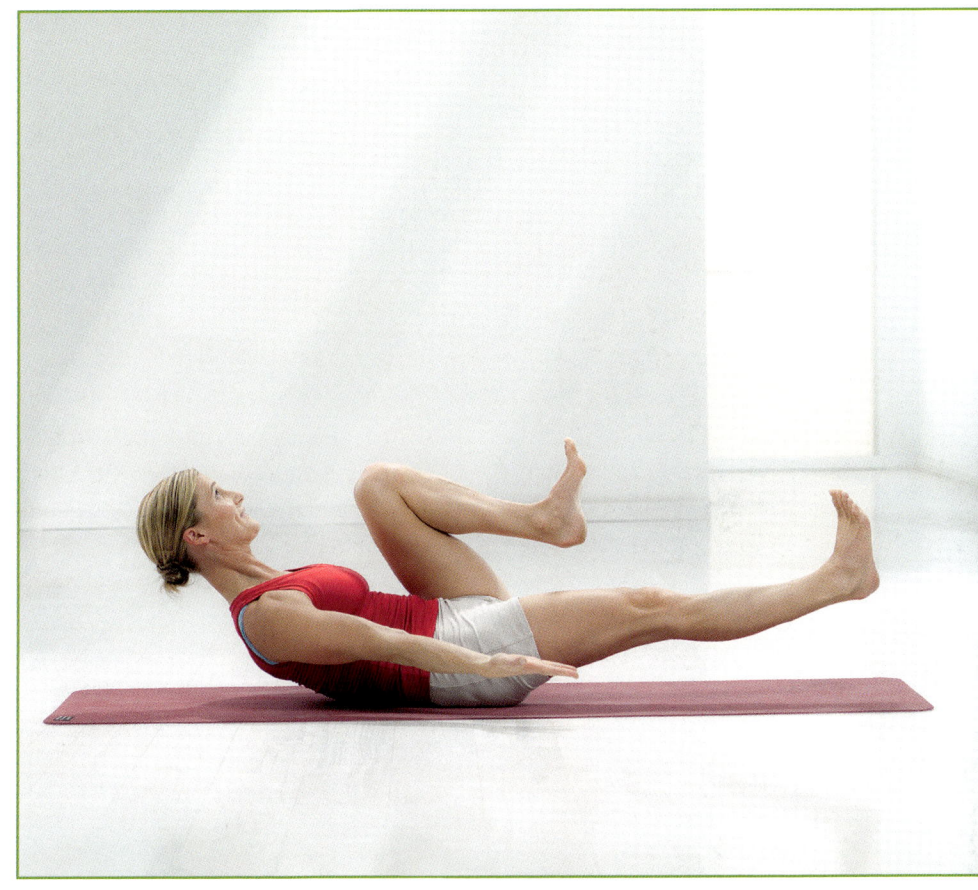

Variationen für Könner

Grundstellung und Übung wie links beschrieben. Lösen Sie die Hände und strecken Sie die Arme kurz über dem Boden in Richtung der Füße aus. Die Handflächen zeigen nach oben. Diese Position halten, bis die Muskeln brennen.
Sie wollen es lieber dynamisch? Dann strecken und ziehen Sie abwechselnd jeweils ein Bein zu sich heran.

Achten Sie darauf, dass Ihre Lendenwirbelsäule immer festen Bodenkontakt hat, das sorgt für eine gute Bauchspannung.

tipp: Selbst wenn Bauch und Brustkorb angespannt sind, bemühen Sie sich um tiefe, intensive Atemzüge. Sie tanken Kraft und Energie, wenn Sie sich auf die Atmung konzentrieren.

Übung 4 Bauch, Schultern, Arme – dynamisch

Anfänger

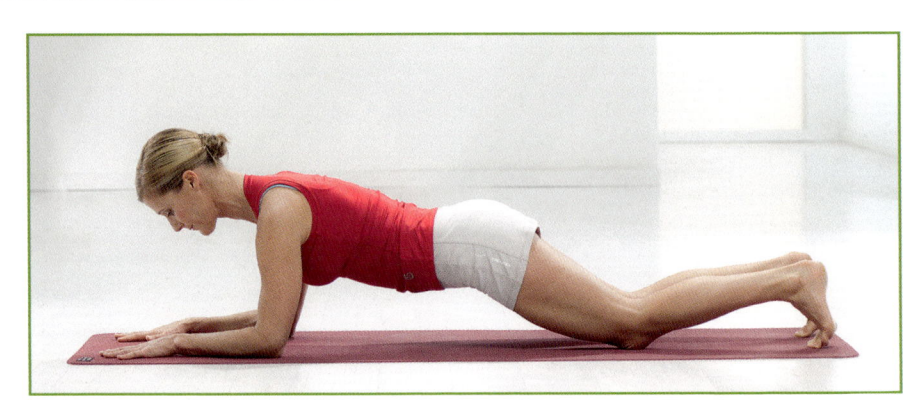

Ausgangsstellung: Legen Sie sich bäuchlings auf den Boden. Ziehen Sie die Ellbogen nah am Oberkörper unter Ihre Schultern. Unterarme und Handflächen liegen vor Ihnen auf dem Boden. Zehen aufstellen. Mit der Einatmung heben Sie den Po an. Die Knie bleiben am Boden. Schultern, Hüfte und Knie sind auf einer Geraden.

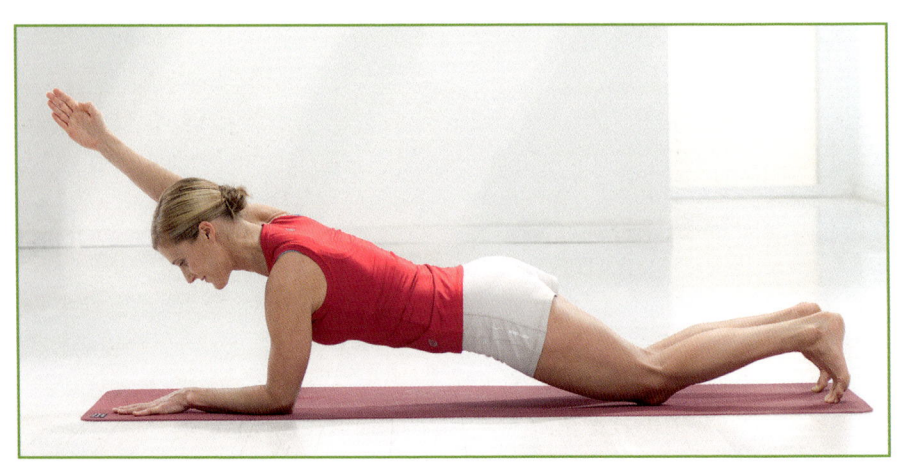

Übung: Mit der nächsten Einatmung verlagern Sie das Gewicht nach links und strecken den rechten Arm in Verlängerung zum Körper aus. Ausatmend führen Sie den Arm zurück. Einatmen, linken Arm strecken usw.

ÜBUNGEN IM LIEGEN

Variationen für Könner

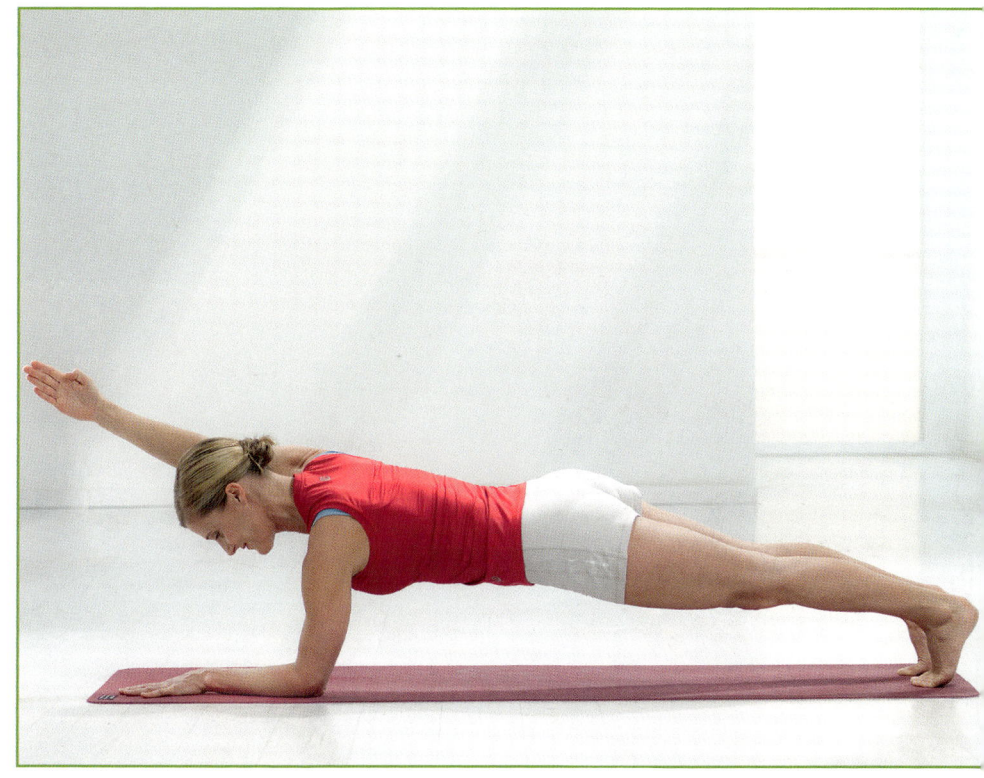

Heben Sie in der links beschriebenen Ausgangsstellung zusätzlich die Knie an. Wandern Sie mit den Zehen ein bisschen näher Richtung Po und ziehen Sie dabei die Fersen in Richtung Boden. Nun mit der Einatmung wieder einen Arm strecken. Ausatmen, zurückführen. Einatmen, den anderen Arm strecken. Noch nicht genug? Dann strecken Sie zusätzlich das diagonale Bein. So wird die Übung zu einer kleinen Akrobatiknummer für das Gleichgewicht.

tipp: Lassen Sie sich vom Spiegel oder einem Partner mal überprüfen, ob Sie wirklich in einer geraden Linie über dem Boden schweben. Manchmal trügt das Körpergefühl.

Übung 5 Oberschenkel, Hüfte, Po, Rücken – dynamisch

Anfänger

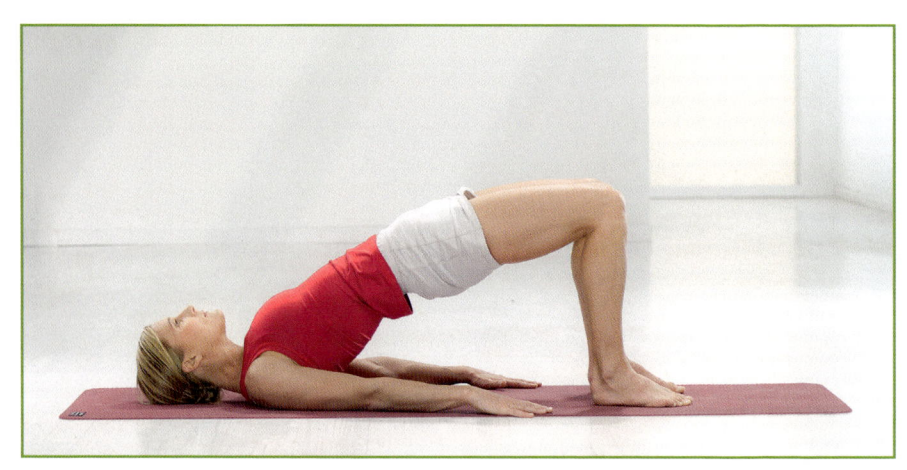

Ausgangsstellung: In der Rückenlage liegen die Arme am Boden neben dem Körper. Die Arme sind gestreckt, und die Handflächen liegen auf dem Boden. Die Beine sind aufgestellt, Fußsohlen auf dem Boden. Heben Sie Ihr Becken, so dass Knie, Hüfte und Schultern eine Gerade bilden.

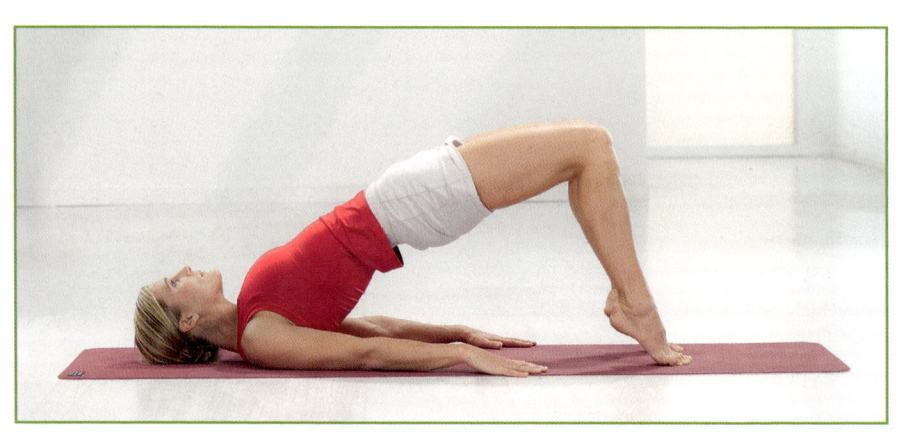

Übung: Atmen Sie ein und heben Sie dabei Ihr Becken so hoch wie möglich vom Boden ab. Halten Sie diese Position. Nun im Atemrhythmus die Fersen abheben und wieder senken.

ÜBUNGEN IM LIEGEN

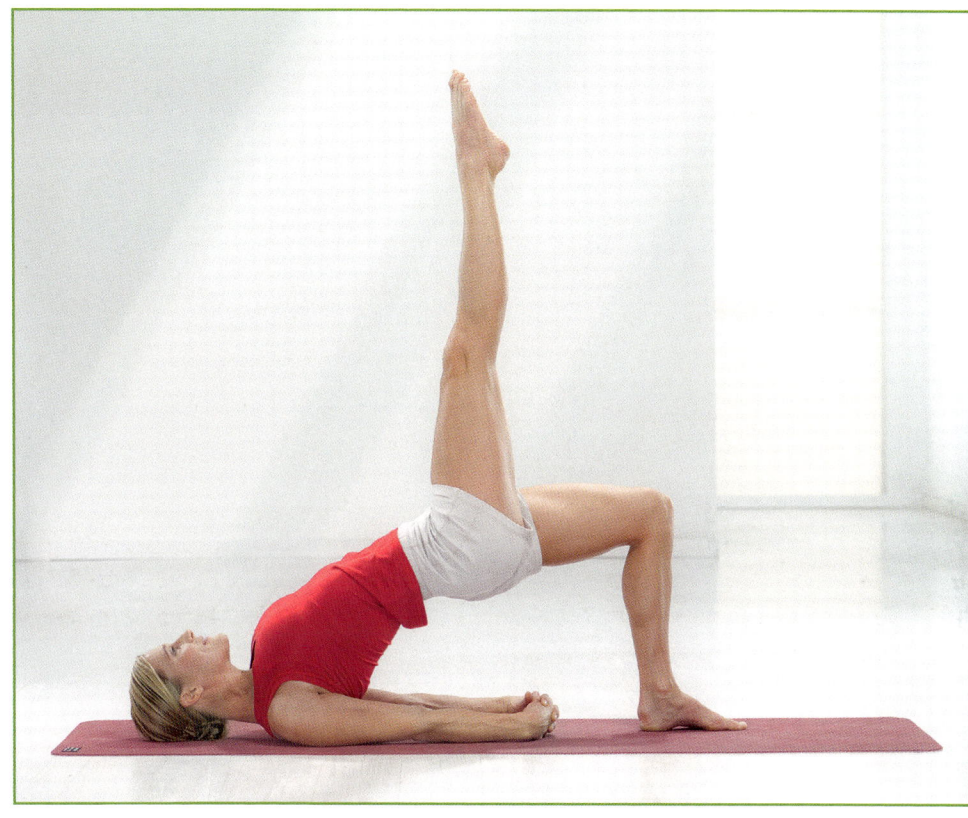

Variationen für Könner

Heben Sie – wie auf der vorhergehenden Seite beschrieben – das Becken an und legen Sie die Hände hinter Ihrem Rücken am Boden in die Bettstellung. Ziehen Sie nun die Arme lang und rutschen Sie mit Ihren Schultern am Boden zusammen. So öffnet sich der Brustkorb.
Nun lösen Sie mit der Einatmung das rechte Bein vom Boden und strecken es Richtung Decke, ohne in der Hüfte an Höhe zu verlieren. Mit der Ausatmung senken Sie das Bein wieder parallel zum Boden ab. Dann wieder heben. Üben Sie in Ihrem Atemrhythmus konzentriert weiter. Seitenwechsel!

tipp: Sie können die Finger hinter dem Rücken nicht verschränken? Dann lassen Sie die Handfläche am Boden liegen und ziehen Sie trotzdem die Schulter möglichst weit am Boden liegend zusammen, um so den Brustkorb weiter zu öffnen.

Übung 1 Rücken, Schultern, Nacken – statisch

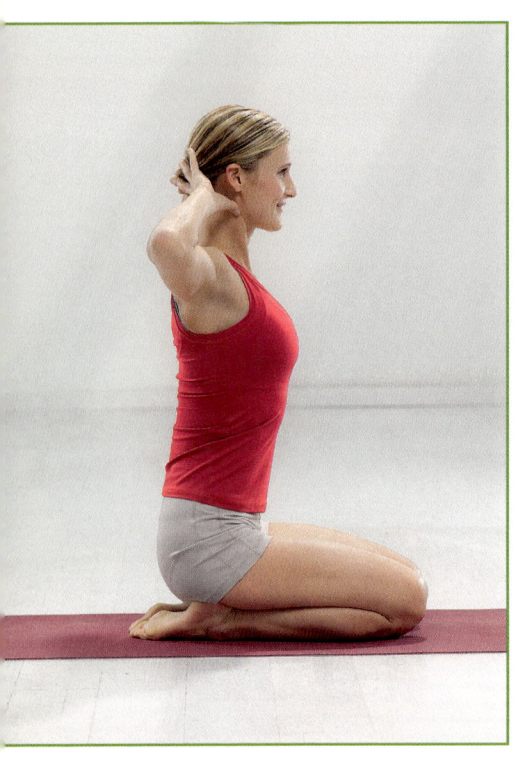

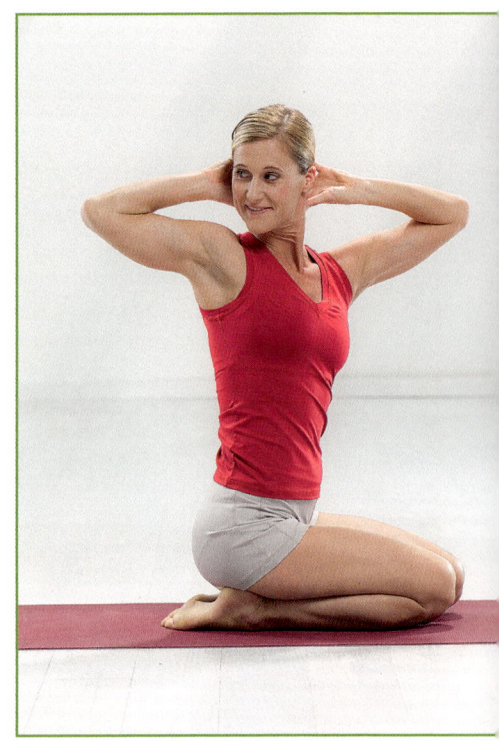

Anfänger

Ausgangsstellung: Setzen Sie Ihren Po auf die Fersen – wenn das zu schwierig ist, dann legen Sie ein Kissen zwischen Fersen und Po oder setzen Sie sich auf einen Stuhl. Legen Sie beide Hände mit verschränkten Fingern in den Nacken und ziehen Sie die Ellbogen nach hinten. Mit der Einatmung heben Sie Ihr Brustbein an und ziehen gleichzeitig die Schulterblätter zusammen.

Übung: Mit der Ausatmung drehen Sie sich aus dem unteren Rücken nach rechts. Ziehen Sie den rechten Ellbogen weit nach hinten. Drehen Sie auch die Halswirbelsäule rechts herum und blicken Sie über den rechten Ellbogen nach hinten. So ist die ganze Wirbelsäule rotiert. Halten Sie die Spannung bei fließender Atmung. Dann Seitenwechsel.

ÜBUNGEN IM SITZEN

Variationen für Könner

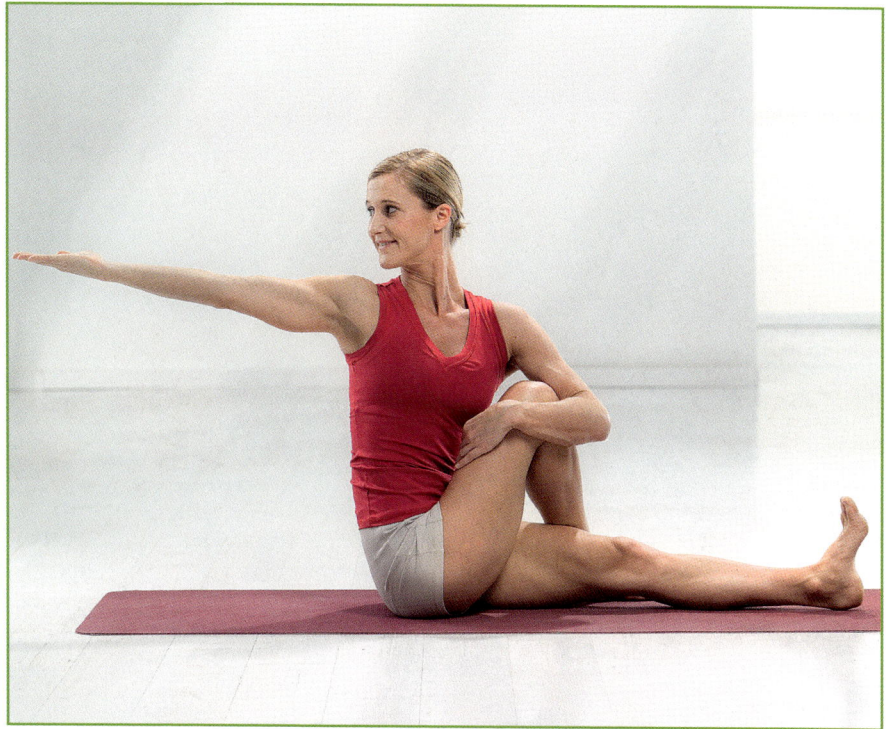

Setzen Sie sich auf den Boden und legen Sie das rechte Bein angewinkelt über das gestreckte linke Bein. Die rechte Fußsohle steht neben dem linken Oberschenkel auf dem Boden. Umarmen Sie mit dem linken Arm Ihr Knie und strecken Sie Ihren Rücken in die Länge. Führen Sie die rechte Hand nahe an der Lendenwirbelsäule zum Boden. Mit der Einatmung heben Sie Ihr Brustbein an und ziehen die Schulterblätter zusammen. Mit der Ausatmung drehen Sie sich aus dem unteren Rücken nach rechts. Blicken Sie über die rechte Schulter nach hinten. So ist die ganze Wirbelsäule rotiert. Nun strecken Sie den rechten Arm auf Schulterhöhe nach hinten aus. Die Handfläche zeigt dabei nach oben. Halten Sie die Spannung.

tipp: Wenn Sie merken, dass Ihr unterer Rücken rund ist und die Hüfte nach hinten kippt, dann setzen Sie die rechte Hand, mit den Fingerspitzen von Ihnen wegzeigend, direkt hinter Ihrem Po zum Boden. So kann Ihr rechter gestreckter Arm den Rücken stabilisieren.

Übung 2 Rumpf, Rücken, Schultern – dynamisch

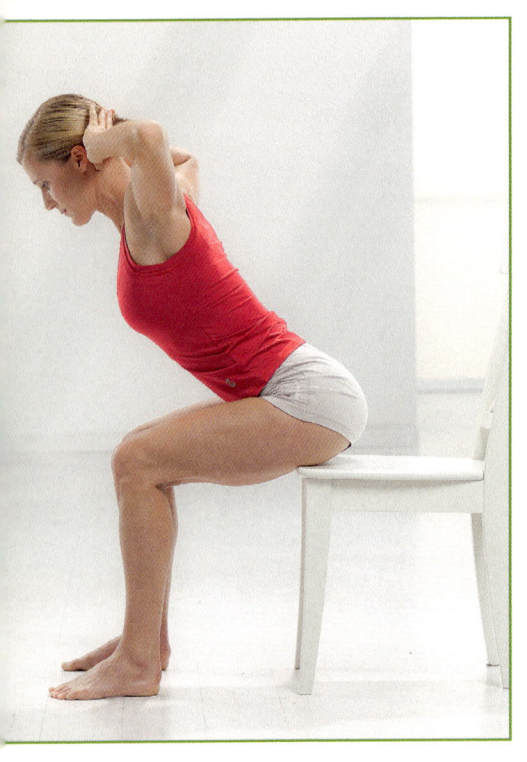

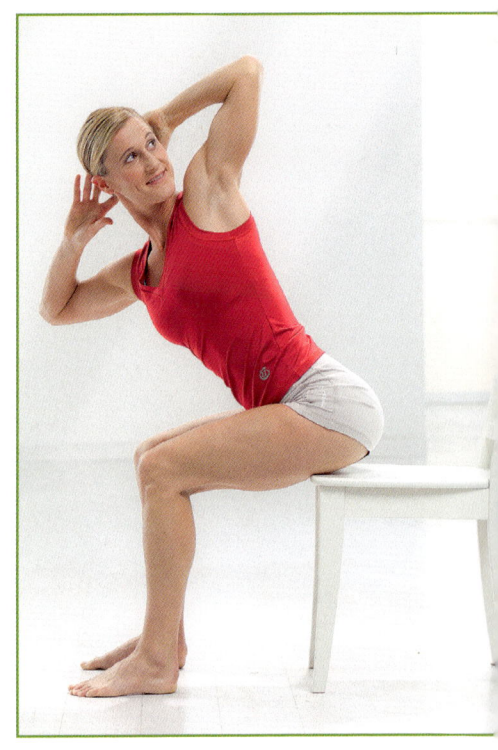

Anfänger

Ausgangsstellung: Setzen Sie sich an die Stuhlkante. Die Beine sind schulterbreit geöffnet, und die Füße stehen unter den Knien am Boden. Senken Sie Ihren geraden Oberkörper ab und kippen Sie die Hüfte nach vorne, so dass der untere Rücken ganz lang wird. Blicken Sie nach vorne unten. Legen Sie nun Ihre Hände an den Hinterkopf, ziehen Sie die Ellbogen zur Seite und die Schulterblätter zusammen. So ist der Brustkorb gut geöffnet.

Übung: Drehen Sie einatmend Ihren Oberkörper um die eigene Achse nach rechts. Der Blick geht ebenfalls nach rechts. Dann ausatmen und wieder zur Mitte kommen. Mit der nächsten Einatmung nach links drehen. Ausatmen und dabei wieder zur Mitte. Lassen Sie den unteren Rücken gerade, indem Sie mit guter Bauchspannung üben.

ÜBUNGEN IM SITZEN

Variationen für Könner

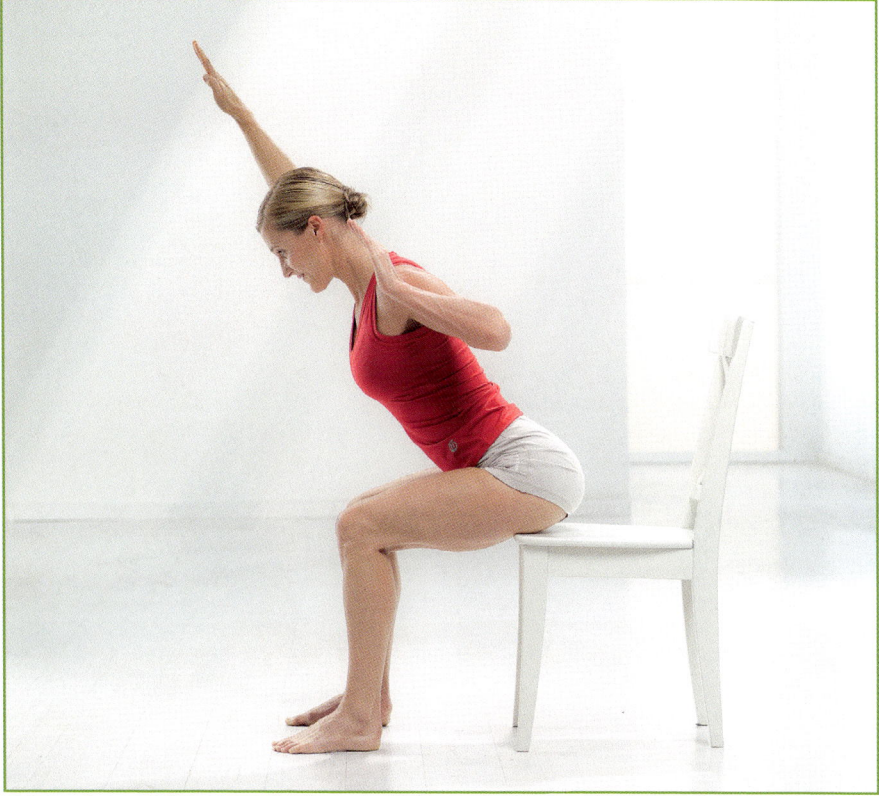

Setzen Sie sich an die Stuhlkante. Die Beine sind schulterbreit geöffnet, und die Füße stehen unter den Knien am Boden. Senken Sie Ihren geraden Oberkörper ab und kippen Sie die Hüfte nach vorne, so dass der untere Rücken ganz lang wird. Blicken Sie nach vorne unten. Die Arme sind gebeugt, die Hände sind auf Höhe der Schultern, die Ellbogen ziehen Richtung Rücken. Spüren Sie jetzt die Spannung im ganzen Rücken.

Nun mit der Einatmung den rechten Arm strecken. Ausatmen, zurückführen. Dann einatmen und den linken Arm strecken, ausatmend zurück. So im Wechsel weiterüben.

tipp: Je mehr Sie Ihren Oberkörper mit gerader Lendenwirbelsäule nach vorne kippen, desto anstrengender wird es. Sie wollen es noch anstrengender? Dann strecken Sie beide Arme gleichzeitig und beugen Sie sie wieder.

Übung 3 Bauch, Rücken, Hüfte – dynamisch

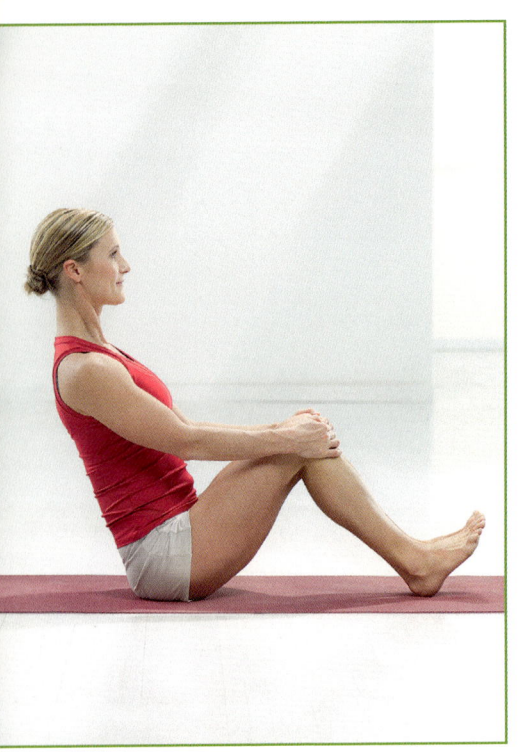

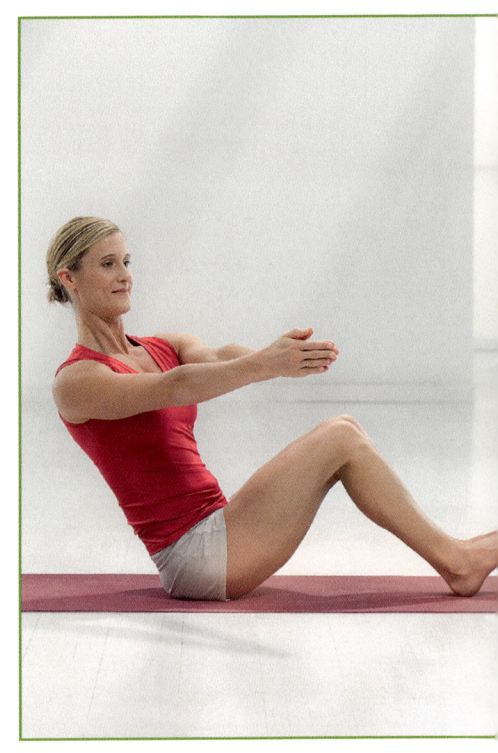

Anfänger

Ausgangsstellung: Setzen Sie sich auf den Boden und winkeln Sie die Beine an, so dass Sie im Kniegelenk ungefähr einen Winkel von 90 Grad bilden. Die Fersen sind am Boden, und die Fußballen zeigen in Richtung Zimmerdecke. Der Bauchnabel ist für eine gute Bauchspannung nach innen oben gezogen.
Übung: Öffnen Sie Ihren Brustkorb und schieben Sie die Schultern nach hinten unten. Machen Sie den Rücken lang, indem Sie versuchen, auf den Sitzbeinen zu sitzen. Also ruhig ein wenig das Körpergewicht nach vorne verlagern. Mit der Einatmung legen Sie die Handflächen zusammen und strecken die Arme nach vorne parallel zum Boden aus.
Mit der Ausatmung führen Sie die Arme durch eine Drehung im unteren Rücken nach rechts. Mit der Einatmung zurück zur Mitte. Ausatmen, nach links und so fort …

ÜBUNGEN IM SITZEN

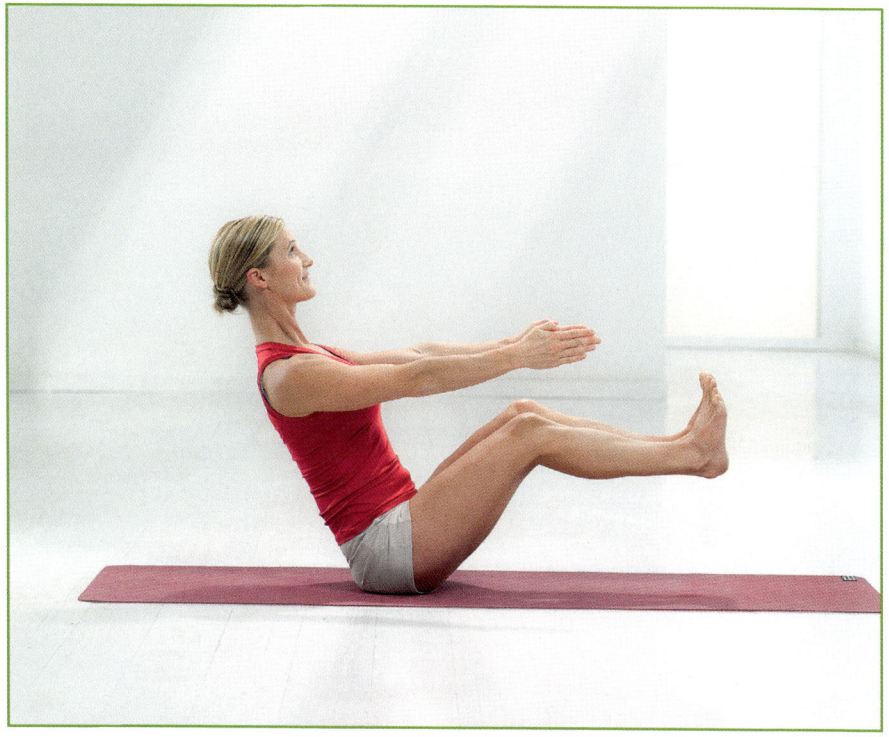

Variationen für Könner

In die Ausgangsstellung auf den Boden setzen. Die Fersen sind am Boden, und die Fußballen zeigen in Richtung Zimmerdecke. Der Bauchnabel ist für eine gute Bauchspannung nach innen oben gezogen. Öffnen Sie Ihren Brustkorb und schieben Sie die Schultern nach hinten unten. Machen Sie Ihren Rücken lang, indem Sie versuchen, auf den Sitzbeinen zu sitzen. Mit der Einatmung strecken Sie die Arme nach vorne parallel zum Boden aus. Heben Sie die angewinkelten Beine an, so dass die Unterschenkel parallel zum Boden ausgerichtet sind. Die Zehenspitzen zeigen nach oben. Halten Sie die Stellung mit fließender Atmung. Sie mögen es noch anspruchsvoller? Strecken Sie die Beine ganz aus. Aber achten Sie auf einen langen unteren Rücken.

tipp: Wichtig bei dieser Übung ist, dass Sie wirklich versuchen, auf den beiden Sitzbeinhöckern zu balancieren. Sobald Ihre Hüfte zu stark nach hinten kippt, rundet sich der untere Rücken, was die Intensität der Übung drosselt.

Übung 4 Beine, Hüfte, Bauch, Rücken – statisch

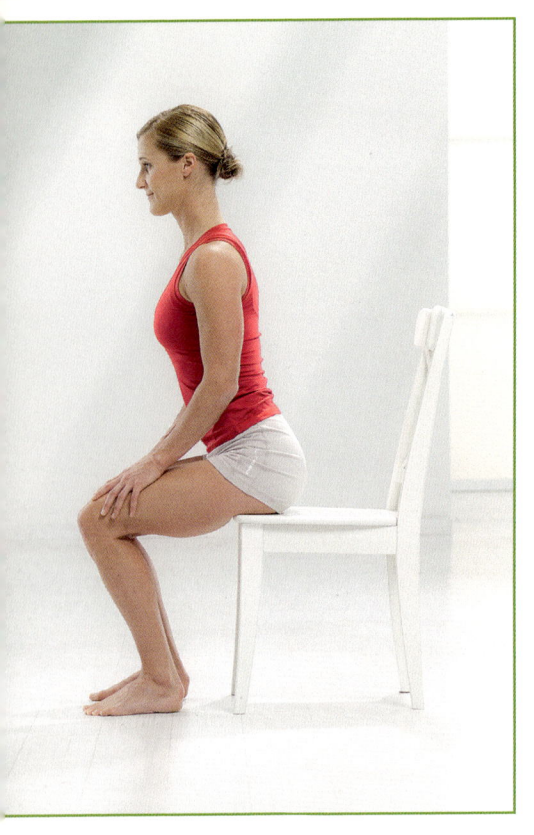

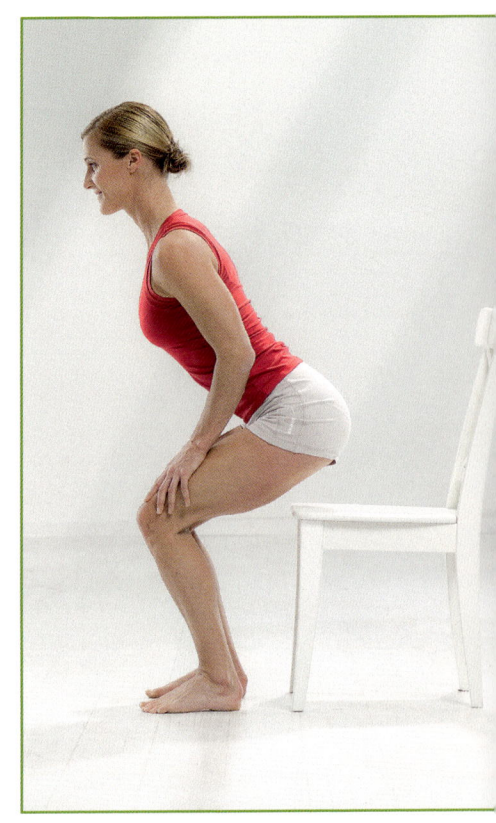

Anfänger

Ausgangsstellung: Setzen Sie sich an die Stuhlkante. Die Beine sind schulterbreit geöffnet, und die Füße stehen ein paar Zentimeter vor dem Stuhl am Boden. Legen Sie die Hände auf die Oberschenkel. Ziehen Sie die Schultern nach hinten unten für eine gute Spannung im Rücken.

Übung: Mit der Einatmung verlagern Sie Ihr Gewicht nach vorne und heben den Po ein paar Zentimeter von der Sitzfläche. Die Spannung halten, bis die Muskeln zittern – und noch ein bisschen länger.

ÜBUNGEN IM SITZEN

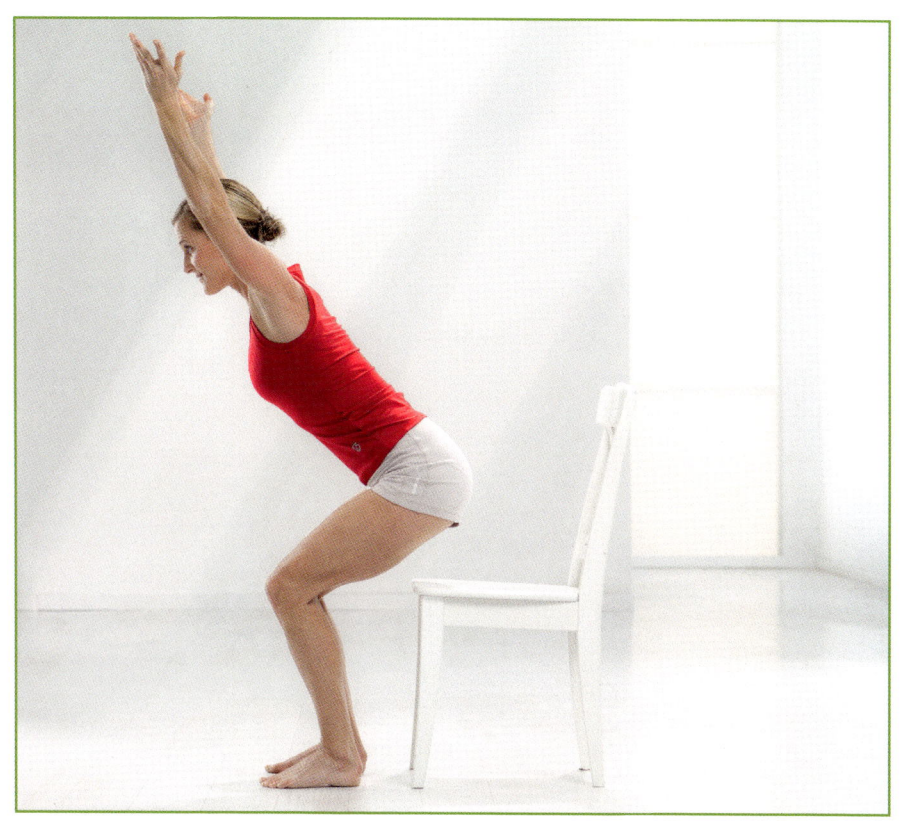

Variationen für Könner

Machen Sie aus der statischen jetzt eine dynamische Übung. Setzen Sie sich an die Stuhlkante. Die Beine sind schulterbreit geöffnet und die Füße stehen ein paar Zentimeter vor dem Stuhl am Boden.
Lösen Sie mit der Einatmung die Hände von den Oberschenkeln, verlagern Sie Ihr Gewicht auf die Füße und heben Sie den Po vom Stuhl. Strecken Sie die Arme kopfüber aus, die Handflächen zeigen nach oben.

Mit der Ausatmung bringen Sie die Arme im Halbkreis nach hinten unten. Dabei rotieren die Arme, so dass die Handflächen wieder nach oben zeigen. Einatmen, Arme im Halbkreis rotierend nach vorne führen. So weiterüben.

tipp: Achten Sie darauf, dass Sie nicht ins Hohlkreuz fallen. Also immer den Bauchnabel nach innen oben ziehen, um den unteren Rücken zu verlängern.

Übung 1   Oberschenkel, Po, Wade – dynamisch

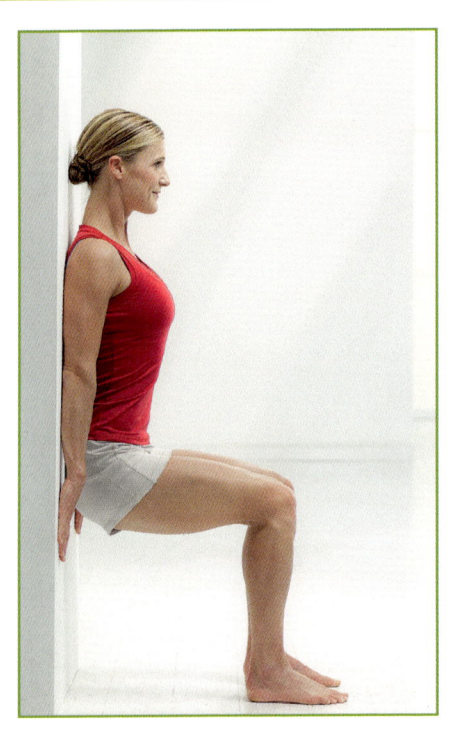

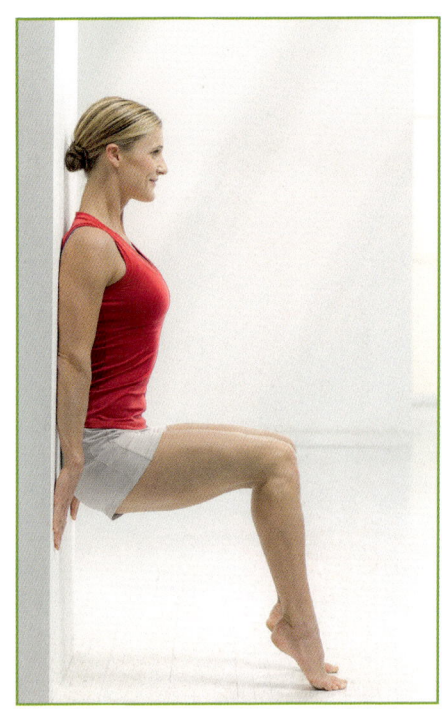

Anfänger

Ausgangsstellung: Lehnen Sie Ihren Rücken an die Wand. Die Füße sind ca. einen halben Meter von der Wand entfernt. Rutschen Sie mit Ihrem Rücken etwas an der Wand herab, so dass die Oberschenkel schließlich nahezu parallel zum Boden gerichtet sind. Legen Sie zur Stabilisation Arme und Handflächen neben sich an die Wand. Wenn nötig, laufen Sie mit den Füßen jetzt unter Ihre Knie, so dass Sie im Kniegelenk einen 90-Grad-Winkel haben.

Übung: Halten Sie die Spannung in Beinen und Po. Mit der Einatmung heben Sie die Fersen vom Boden, und mit der Ausatmung senken Sie die Fersen wieder bis kurz über den Boden ab. Einatmen und anheben, ausatmen und absenken …

ÜBUNGEN IM STEHEN

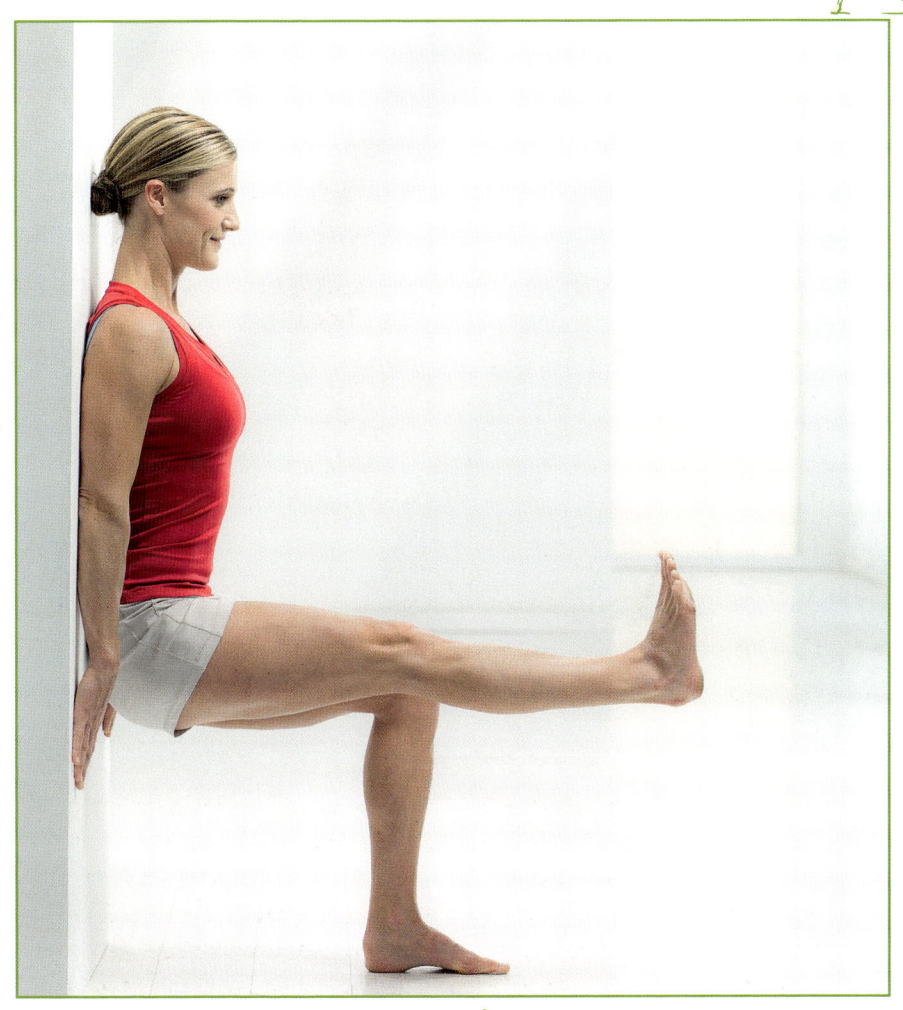

Variationen für Könner

Verlagern Sie in der Ausgangsstellung Ihr Körpergewicht nach links und strecken Sie mit der Einatmung das rechte Bein nach vorne. Beim Ausatmen das Bein angewinkelt wieder absetzen. Beim nächsten Einatmen linkes Bein strecken usw.

tipp: Sie können auch rein statisch üben, indem Sie das Bein gestreckt halten und erst den Beinwechsel machen, wenn Ihre Oberschenkel sauer sind. Das stärkt auch Ihre Willenskraft.

Übung 2   Bauch, Schultern – statisch

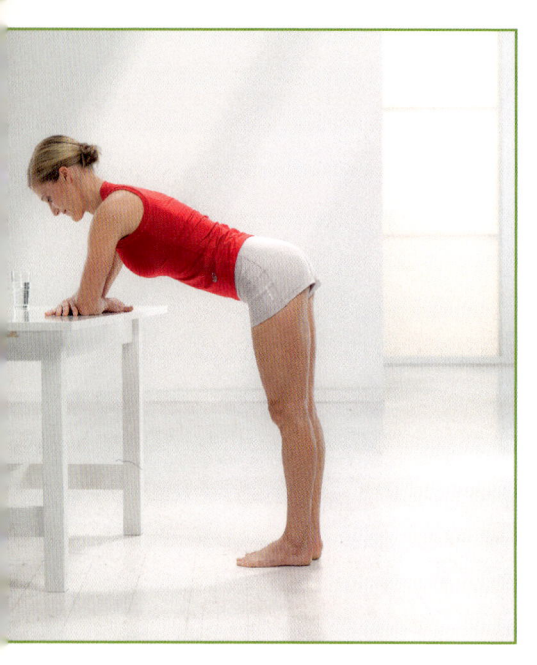

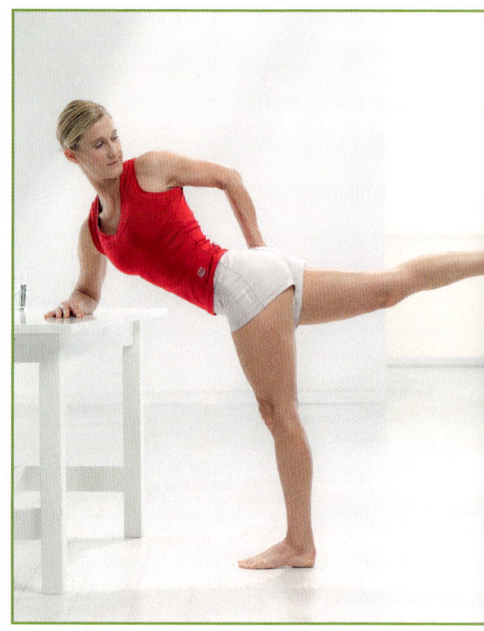

Anfänger

Ausgangsstellung: Legen Sie die Unterarme voreinander auf den Tisch. Gehen Sie mit den Füßen so weit nach hinten, dass der Oberkörper gestreckt ist. Strecken Sie die hüftbreit geöffneten Beine.

Übung: Mit der Einatmung führen Sie die linke Hand in weitem Bogen über den Rücken zur rechten Pohälfte. Drücken Sie mit dem rechten Unterarm gegen den Tisch, so dass der Brustkorb sich nach links öffnet und Sie nach links schauen. Mit der Ausatmung heben Sie das rechte Bein in Verlängerung zum Oberkörper. Schieben Sie dabei die rechte Hüfte nach oben. Bleiben Sie ruhig weiteratmend in der Stellung. Dann die andere Seite.

ÜBUNGEN IM STEHEN

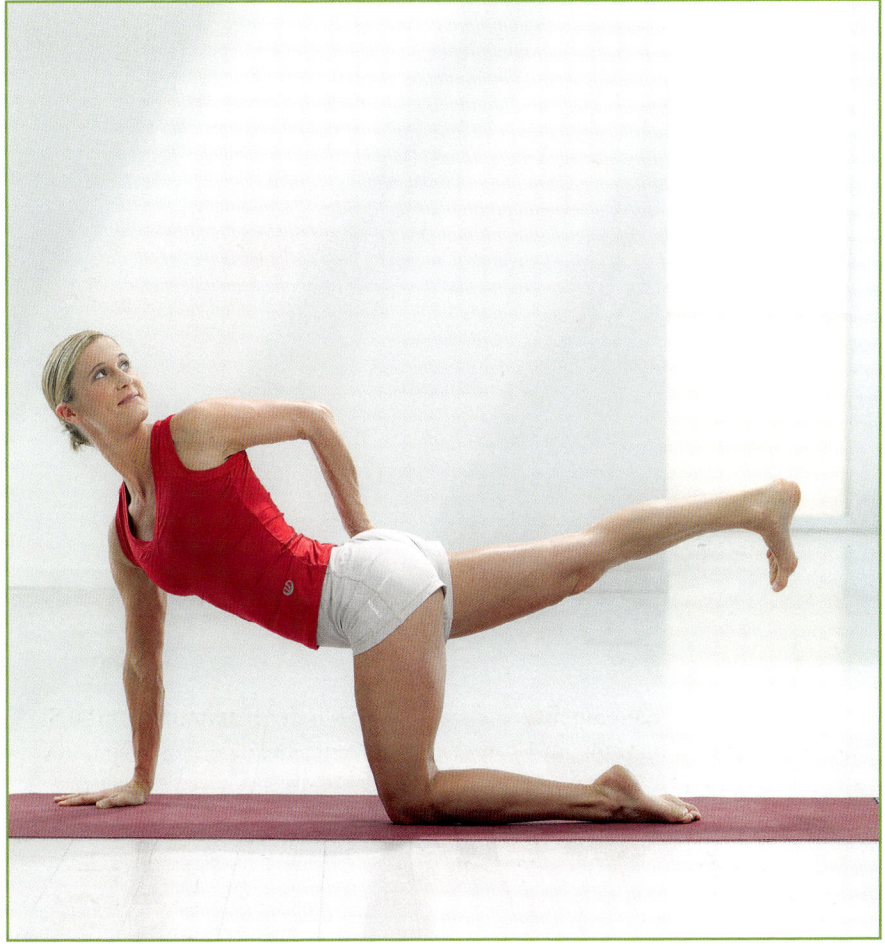

Variationen für Könner

Gehen Sie in den Vierfüßlerstand auf den Boden. Die Hände stehen unter den Schultern. Mit der Einatmung heben Sie den linken Arm in einem Bogen und legen die Hand auf die rechte Pobacke. Mit der Ausatmung heben Sie das rechte Bein gestreckt in gerader Linie nach hinten oben.

Bleiben Sie ruhig weiteratmend in der Stellung. Dann die andere Seite.

tipp: Gehen Sie nicht zu stark ins Hohlkreuz. Im unteren Rücken sollte kein Schmerz auftauchen. Wenn ja, dann strecken Sie das Bein nicht zu weit nach oben und arbeiten Sie mit Bauchspannung.

Übung 3   Rücken, Po, Hüfte, Schultern – dynamisch

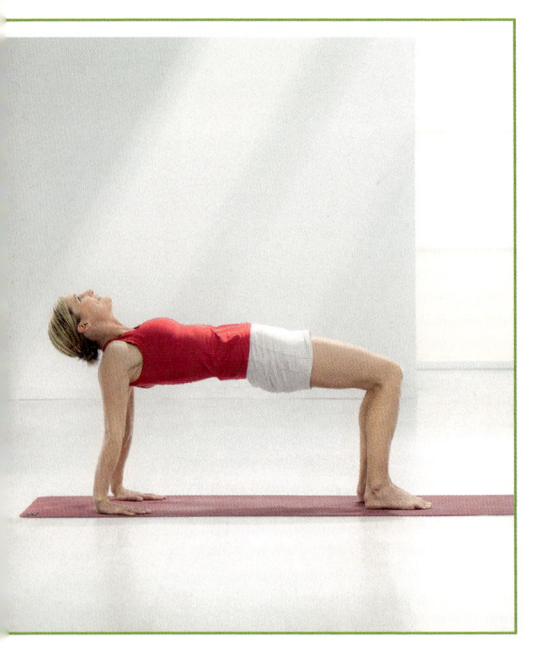

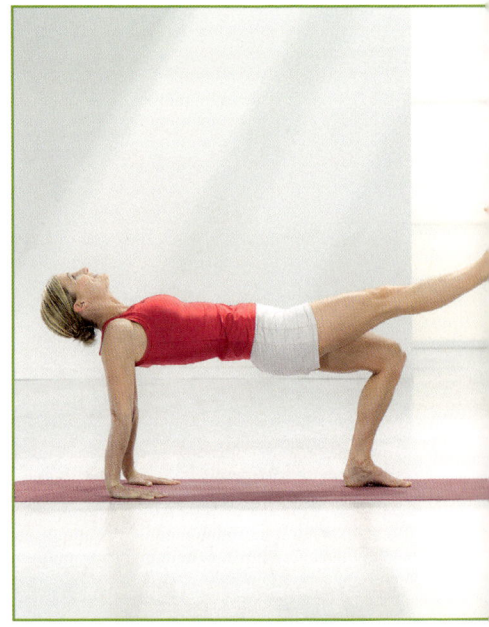

Anfänger

Ausgangsstellung: Setzen Sie sich auf den Boden. Legen Sie die Handflächen mit den Fingerspitzen zu Ihnen zeigend hinter sich auf den Boden. Winkeln Sie die Beine an, heben Sie die Hüfte vom Boden so dass Schultern, Hüfte und Knie eine Linie bilden. Der Kniewinkel sollte 90 Grad sein. Die Fußsohlen sind am Boden. Wenn die Ausgangsstellung schon anstrengend für Sie ist, dann verweilen Sie hier, bis Sie genügend Kraft aufgebaut haben und die Hüfte auf der Körperlinie ist.

Übung: Heben Sie die Hüfte mit der Einatmung weit nach oben. Die Arme sind gestreckt, und der Blick geht zur Decke für eine gerade Halswirbelsäule, ausatmen. Mit der nächsten Einatmung heben Sie das rechte Bein vom Boden und strecken es in Verlängerung zum Körper aus. Mit der Ausatmung zurück zum Boden. Einatmen, linkes Bein strecken. Im Atemrhythmus weiterüben.

ÜBUNGEN IM STEHEN

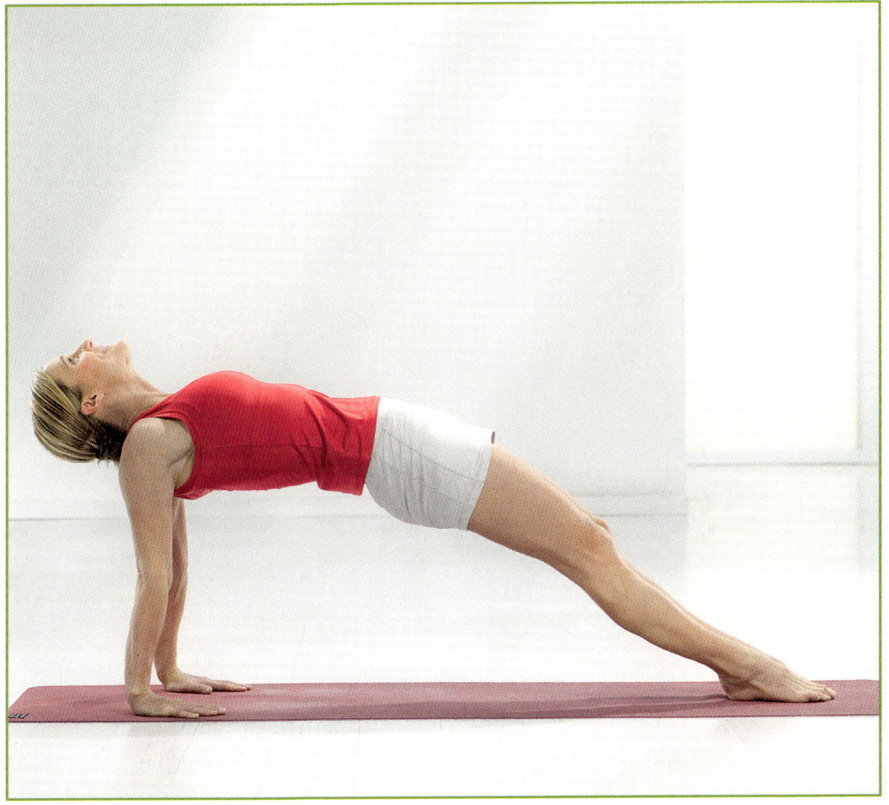

Variationen für Könner

Wandern Sie in der Ausgangsstellung so weit nach vorne, dass die Beine und Füße gestreckt sind. Heben Sie Brustkorb und Hüfte weit nach oben und ziehen Sie die Fußballen in Richtung Boden.

Mit der nächsten Einatmung heben Sie Ihr rechtes Bein ab. Ausatmen, absenken. Einatmen, linkes Bein abheben; ausatmen, absetzen …
Halten Sie dabei die Hüfte möglichst weit oben.

Wichtig: Wenn Sie mit dem Abheben der Beine die Hüfte absenken und der Brustkorb in sich zusammenfällt, bleiben Sie mit beiden Beinen erst am Boden und üben statisch, bis Sie genügend Kraft aufgebaut haben.

tipp: Wenn Sie Probleme mit Ihren Handgelenken haben, können Sie auch mit zu Fäusten geballten Händen üben. So ist das Handgelenk kerzengerade und dadurch geschützt.

Übung 4 — Schultergürtel, Brust, Rücken – dynamisch

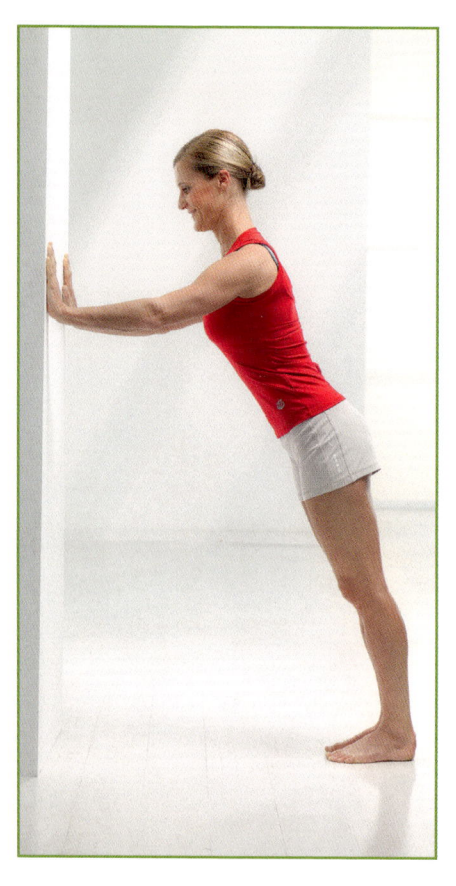

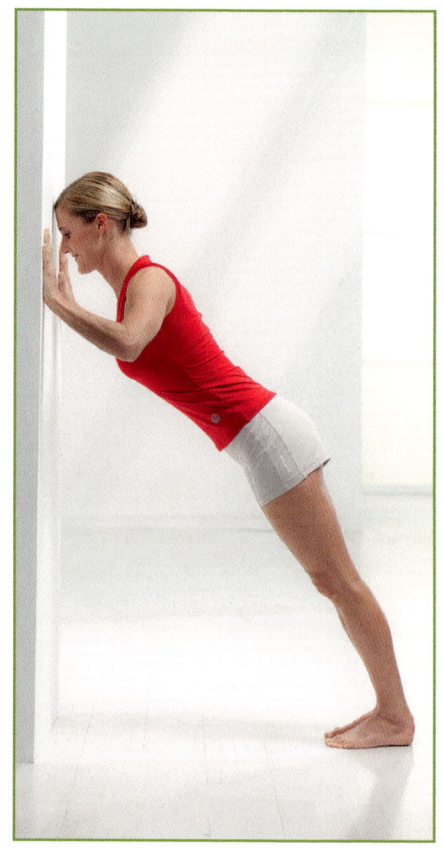

Anfänger

Ausgangsstellung: Legen Sie die Hände schulterbreit ein Stück unter der Schulterhöhe an die Wand. Wandern Sie mit den Füßen etwa einen Meter nach hinten, bis Körper und Arme gestreckt sind.

Übung: Mit der Einatmung spannen Sie Bauch, Rücken und Po an. Sie sind fest wie ein Brett. Mit der Ausatmung beugen Sie die Arme und ziehen die Schultern nach hinten unten. Mit der Einatmung strecken Sie die Arme wieder. Fließend weiteratmen und weiterüben.

ÜBUNGEN IM STEHEN

Variationen für Könner

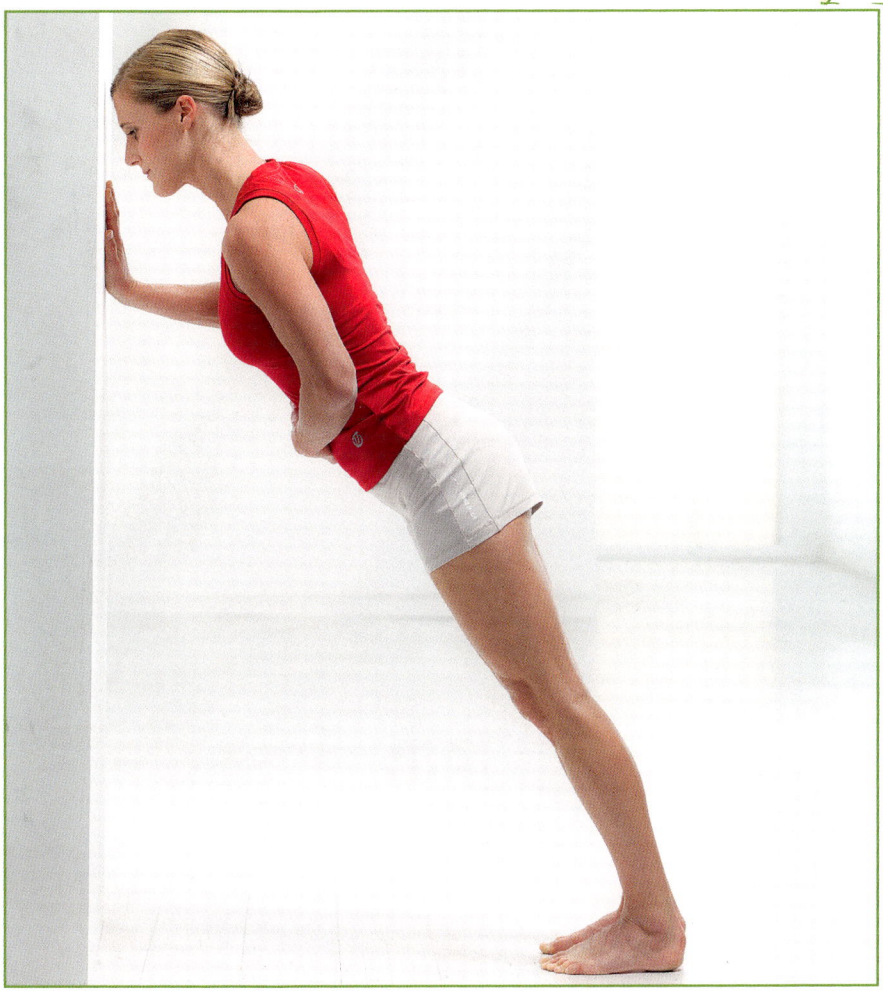

Machen Sie die Liegestütze mit einem Arm. Dazu schieben Sie die Hand des arbeitenden Arms mehr in Richtung Körpermitte. Wenn das nicht geht, dann mogeln Sie ein bisschen und stabilisieren sich noch mit den Fingerspitzen der anderen Hand an der Wand.

Ganz wichtig: Halten Sie die Körperspannung, denken Sie an ein Brett.

tipp: Ist die Übung zu schwer, dann mogeln Sie, indem Sie den Po leicht nach hinten führen. So wird die Übung etwas leichter.

Übung 5 Bauch, Rücken, Schultern – dynamisch

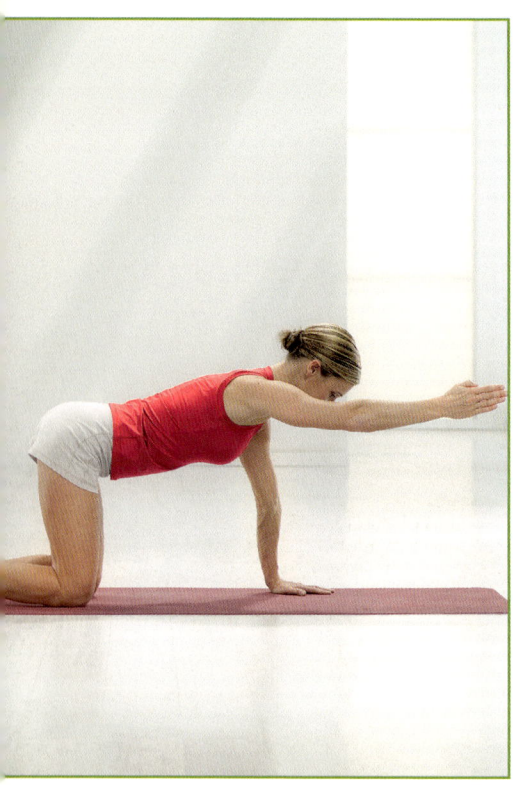

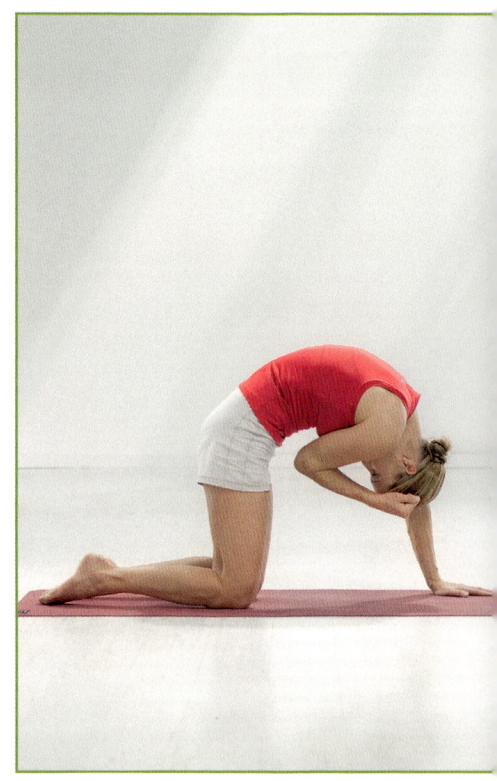

Anfänger:

Ausgangsstellung: Im Vierfüßlerstand positionieren Sie die Knie unter die Hüftgelenke und die Hände unter die Schultern. Die Arme sind leicht gestreckt. Mit der Einatmung machen Sie den Rücken lang und strecken den rechten Arm weit nach vorne, der Blick geht zum Boden.

Übung: Mit der Ausatmung ziehen Sie den rechen Ellbogen in Richtung Bauchnabel, spannen den Beckenboden an und machen die Wirbelsäule ganz rund. Der Blick geht zum Nabel. Einatmen, strecken, ausatmen, klein zusammenziehen.

ÜBUNGEN IM STEHEN

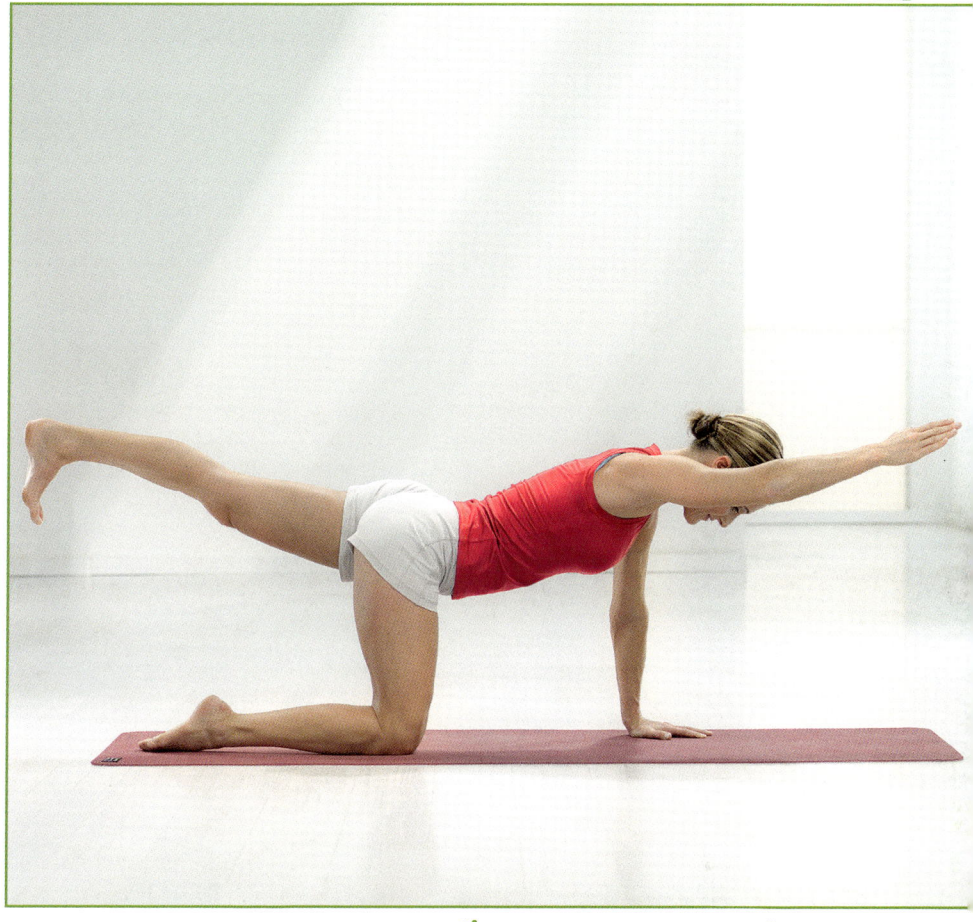

Variationen für Könner

Im Vierfüßlerstand strecken Sie mit der Einatmung den rechten Arm und das linke Bein. Der Blick geht zum Boden. Mit der Ausatmung ziehen Sie sich klein zusammen, machen den Rücken rund. Die Stirn wandert in Richtung gebeugtes linkes Knie, der Ellbogen in Richtung Bauchnabel.

tipp: Wenn Sie während der Übung Ihr Körpergewicht mehr nach vorne in Richtung der Hände verlagern, kräftigen Sie verstärkt Ihren Schultergürtel.

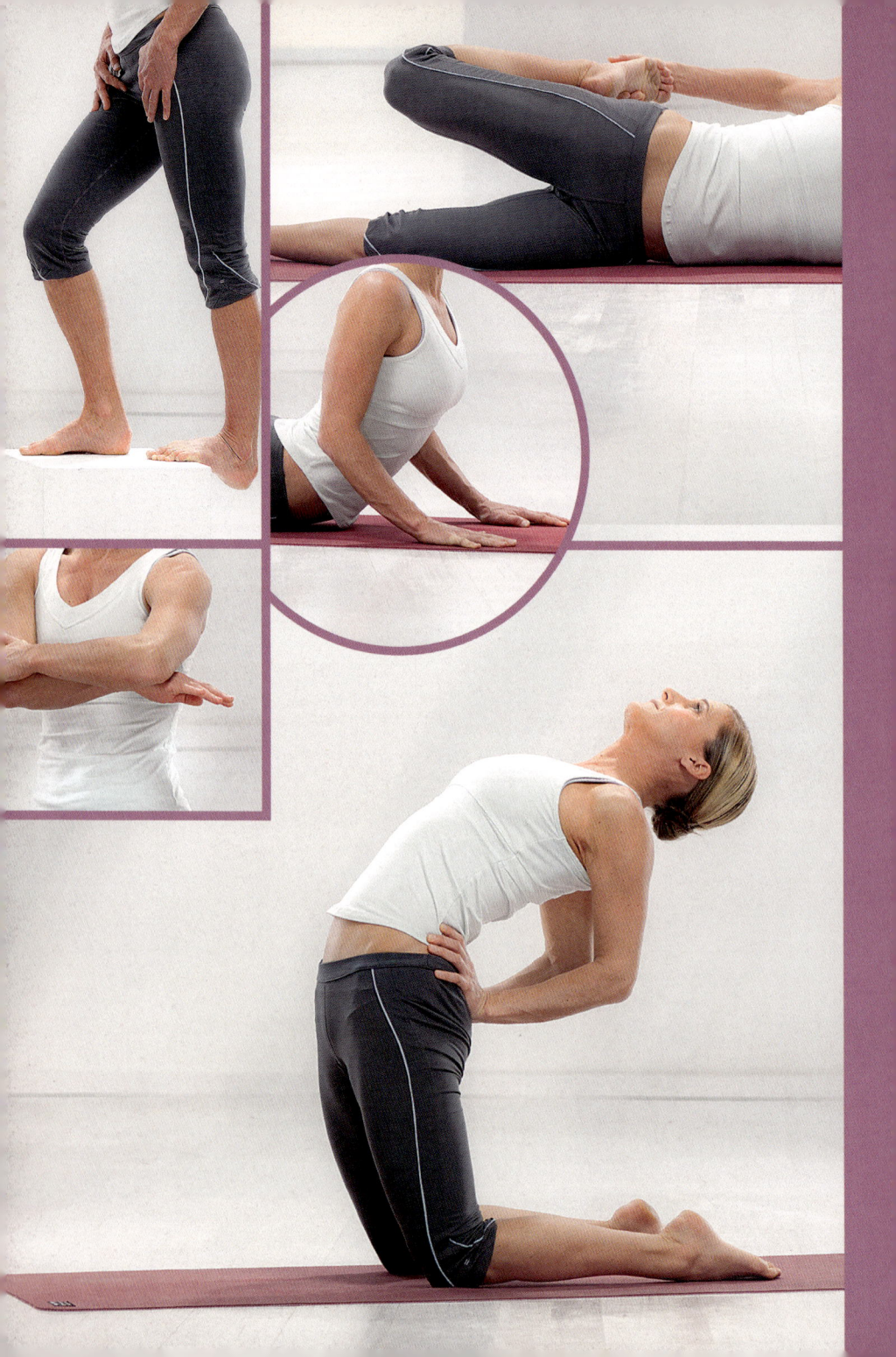

jaaa! dehnen sie!

Sollen wir oder nicht? Jeder Dehnexperte sagt etwas anderes. Zitiert eine Studie, die angeblich belegt, Dehnen ist unerlässlich oder Dehnen ist Zeitverschwendung.

Wem soll man da glauben?

Womit verbinden Sie Leben? Mit **steif und starr oder geschmeidig** und beweglich?

Ich will meine Schuhe mit 90 noch selber zubinden. Am besten auf einem Bein stehend.

Und Sie wollen morgens ohne rückenschonende Rolltechnik aus dem Bett kommen.

Oder?

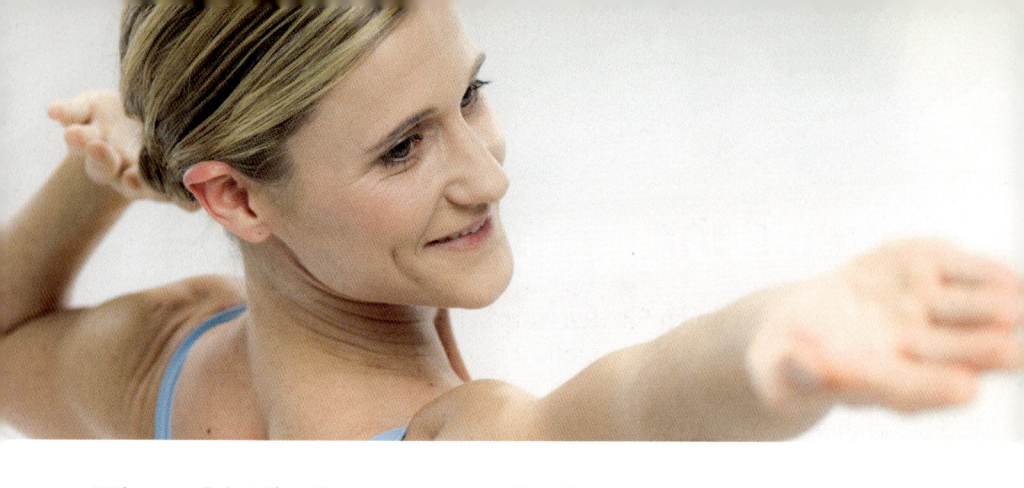

Wie groß ist Ihr Bewegungsradius? Was halten Ihre Gelenke von Spagat und Brücke, Radschlagen oder auch nur davon, die Hände mit gestreckten Beinen auf den Boden zu bringen? Konnten Sie schon mal. Als Sie noch jung waren. Nun zwickt der Rücken, wenn Sie nur zum Schnürsenkel gucken. Und beim Schlüpfen ins Jackett wühlt der steife Arm mühsam nach dem Loch, das viel zu weit hinten liegt, beim Einparken müssen Sie sich abschnallen, den Topf kriegen Sie nur noch mit der Krücke Stuhl vom Schrank, weil die Schulter den Arm nicht mehr hochlässt … Ha, hätten Sie doch gern wieder, das bisschen Bewegungsfreiheit? Den Radius, den das reibungslose Zusammenspiel von Muskeln, Bindegewebe und Gelenken ermöglicht. Den Radius, den die Natur für Sie vorgesehen hat. Die Beweglichkeit können Sie sich wieder ins Leben holen. Fangen Sie gleich heute an! Erweitern Sie Ihren Bewegungsradius, strecken und dehnen Sie Ihren Körper. Und entdecken Sie die Möglichkeiten, die Ihnen Ihr Körper und das Leben bieten.

Was Dehnen noch bringt? Nein, hier jetzt kein Schulwissen widerkäuen. Wichtig ist nur: Dehnen macht den ganzen Körper jung, weil der gedehnte Muskel viel besser Energie speichern kann – bis ins hohe Alter. Dehnen schult das Körpergefühl. Das weiß, wer Yoga macht. Und Dehnen ist ein Wundermittel gegen Schmerzen. Wer dehnt, reduziert die Empfindlichkeit seiner Schmerzrezeptoren. Macht Bewegungen wieder möglich, bei denen das Nervensystem vorher »Stopp!« schrie.

Nach der folgenden Dehnrunde – eine ganz andere, als Sie kennen – fühlen Sie sich jung, entspannt, frisch – und glücklich. Glauben Sie nicht? Gut so. Probieren Sie es selbst aus.

So wie ich es ausprobiert habe. Nach meinem Unfall. Mit meinem lebensrettenden Engel Holle Bartosch. Natürlich Sportwissenschaftlerin und Yogalehrerin. Ich mach nichts aus Zeitschriftenartikeln.

kleines dehn- 1x1

» Idealerweise dehnen Sie den warmen Muskel. Laufen Sie sich fünf Minuten auf der Stelle warm.

» Nehmen Sie die Dehnposition langsam und bewusst ein.

» Gehen Sie so weit in die Position, bis Sie ein Ziehen in der bezeichneten Körperregion spüren. Das Ziehen darf ruhig ein bisschen unangenehm sein. Aber es sollte kein Schmerz und vor allem kein stechender Schmerz sein. Wenn Sie noch lächeln können, ist das Gefühl genau richtig.

» Lassen Sie den Atem tief und ruhig durch die Nase fließen.

» Versuchen Sie nach einer Weile mit der Ausatmung bewusst die gedehnten Muskeln weiter zu entspannen. Und so tiefer in die Dehnposition zu kommen.

» Bleiben Sie für etwa 30 bis 40 Sekunden in der Dehnstellung.

» Dann die Dehnstellung langsam wieder verlassen.

» Dehnen Sie mit Körpergefühl und nicht mit Ehrgeiz. Schon nach zwei Wochen regelmäßigem Dehnen (3- bis 4-mal pro Woche) werden Ihre Muskeln aufmachen und Sie tiefer in die Dehnstellung lassen.

» Übungen, die Ihnen nicht so liegen, sollten zu Ihren Lieblingsübungen werden – denn das sind garantiert Ihre Schwachstellen.

die profi-dehnrunde

Elemente des Yoga treffen auf Sportwissenschaft. Was kommt dabei heraus? Medizin pur für Körper, Geist und Seele. Diese Übungen dehnen Sie auf perfekte Art und Weise durch den ganzen Körper. Auch hier arbeiten Sie mit Ihrem Atem. Nutzen ihn, um die Dehnung zu intensivieren – und gleichzeitig zu entspannen.

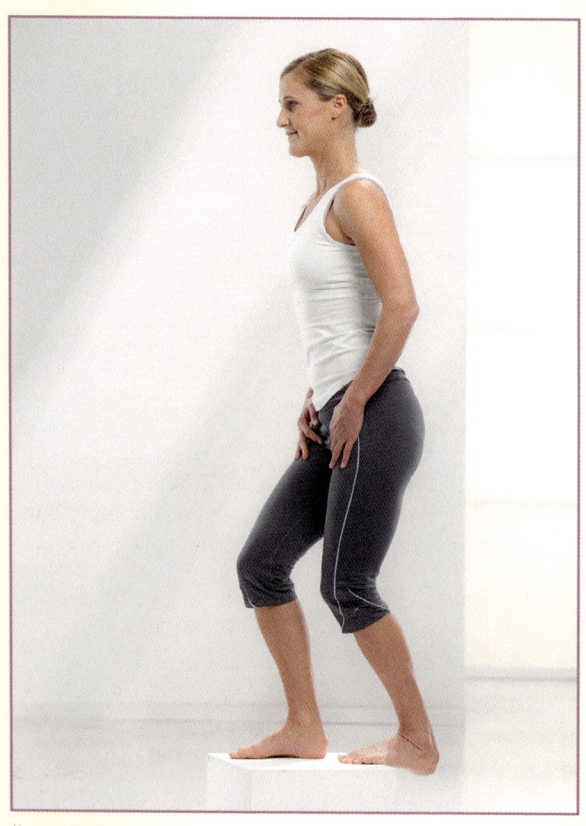

Waden

Setzen Sie einen Fußballen auf eine Stufe oder Ähnliches. Den anderen Fuß setzen Sie etwas weiter vorne ab. Beugen Sie beide Beine. Drücken Sie die hintere frei schwebende Ferse ausatmend Richtung Boden. Spüren Sie die Dehnung der kurzen Wadenmuskulatur von der Ferse bis hoch in die Wade.
Nun hinteres Bein durchstrecken. Ausatmen, Ferse absenken und halten. Das Dehngefühl wandert nach oben Richtung Kniekehle. Sie dehnen die lange Wadenmuskulatur.

DEHNEN

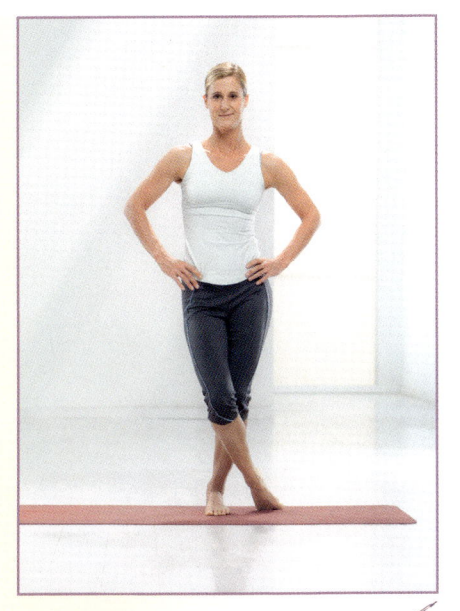

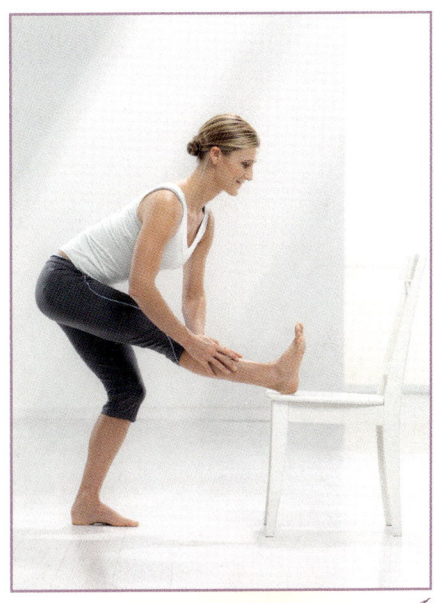

Schienbeinbereich

Im Stand stellen Sie ein Bein überkreuzt vor das andere. Legen Sie nun die Zehenrücken und einen Teil des Fußspanns auf den Boden. Schieben Sie mit der Ausatmung Fußspann und Schienbein in Richtung Boden. Sie spüren ein angenehmes Ziehen über das gesamte Schienbein und den Fußspann.
Sie können das Standbein auch leicht anbeugen, um die Dehnung zu verstärken.

Rückseite Oberschenkel

Legen Sie ein Bein auf einen Stuhl. Das Bein ist leicht gebeugt und der Fuß entspannt. Mit der Ausatmung neigen Sie den gestreckten Oberkörper mit dem Brustkorb voran nach vorne, bis das Ziehen in der Oberschenkelrückseite gut spürbar ist. Kippen Sie Ihr Becken nach vorne – der Po schiebt sich dabei automatisch nach hinten –, um die Dehnung zu verstärken. Achten Sie darauf, dass der untere Rücken gestreckt bleibt. Sie spüren wenig? Dann strecken Sie das Knie ganz durch. Sie wollen mehr? Dann können Sie zusätzlich noch die Zehen in Richtung Schienbein ziehen. Jetzt kommt der Ischiasnerv unter Zugspannung.

die profi-dehnrunde

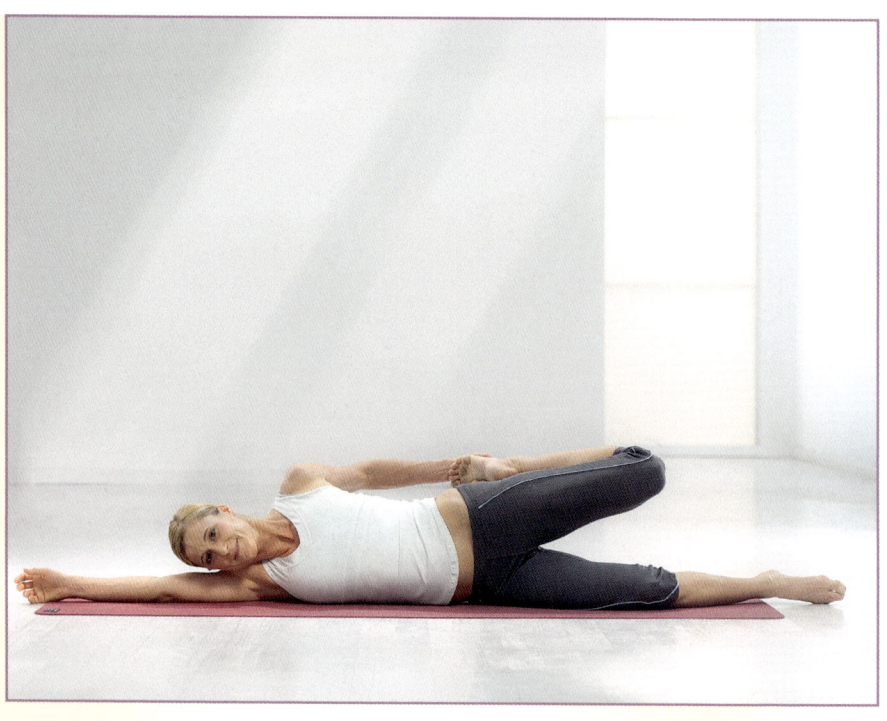

Vorderseite Oberschenkel

Legen Sie sich auf eine Körperseite. Winkeln Sie das untere Bein leicht an, um stabil zu liegen. Fassen Sie mit der Hand den oberen Fuß am Sprunggelenk oder Fußspann und drücken Sie ihn mit der Ausatmung Richtung Po. Hüfte nicht kippen!
Sie erreichen mit der Hand nicht Ihr Sprunggelenk? Dann nehmen Sie ein Handtuch und schlingen Sie es um den Fuß. Nun das Handtuch mitsamt Fuß zum Po ziehen. Der Oberschenkel bleibt auf der Körperlinie, also das Knie nicht nach oben abspreizen. Sie spüren das Ziehen in Oberschenkel und Hüfte.
Für eine intensivere Dehnung schieben Sie die Hüfte weiter nach vorne und das Knie nach hinten. Der Bauchnabel ist nach innen oben zur Wirbelsäule gezogen, um das Hohlkreuz auszugleichen.

DEHNEN

Innenseite Oberschenkel

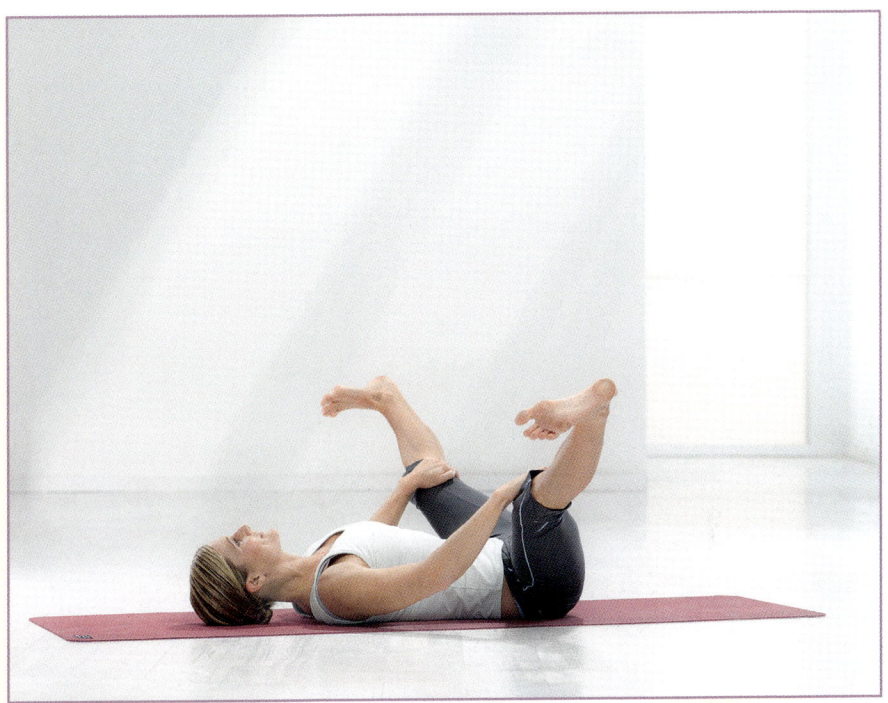

Auf dem Rücken liegend heben Sie die angewinkelten Beine mit der Einatmung hoch. Die Füße stehen in einer gedachten Linie über der Hüfte. Drücken Sie Ihre Lendenwirbelsäule kräftig in den Boden – so ist die Belastung auf den unteren Rücken minimal. Mit der Ausatmung führen Sie die Beine in die Grätsche. Legen Sie Ihre Handflächen an die Innenseite der Oberschenkel und drücken Sie die Beine zusätzlich auseinander. Spüren Sie die Dehnung in der Oberschenkelinnenseite und auch -rückseite.

Wenn der Dehnschmerz unangenehm ist, dann stützen Sie die Beine von außen mit den Händen ab. Lassen Sie mit der nächsten Ausatmung die Beine weiter sinken. Dann versuchen Sie, die Knie ganz zu strecken und die Zehen allmählich zu den Schienbeinen zu ziehen, um die Dehnung zu steigern.

die profi-dehnrunde

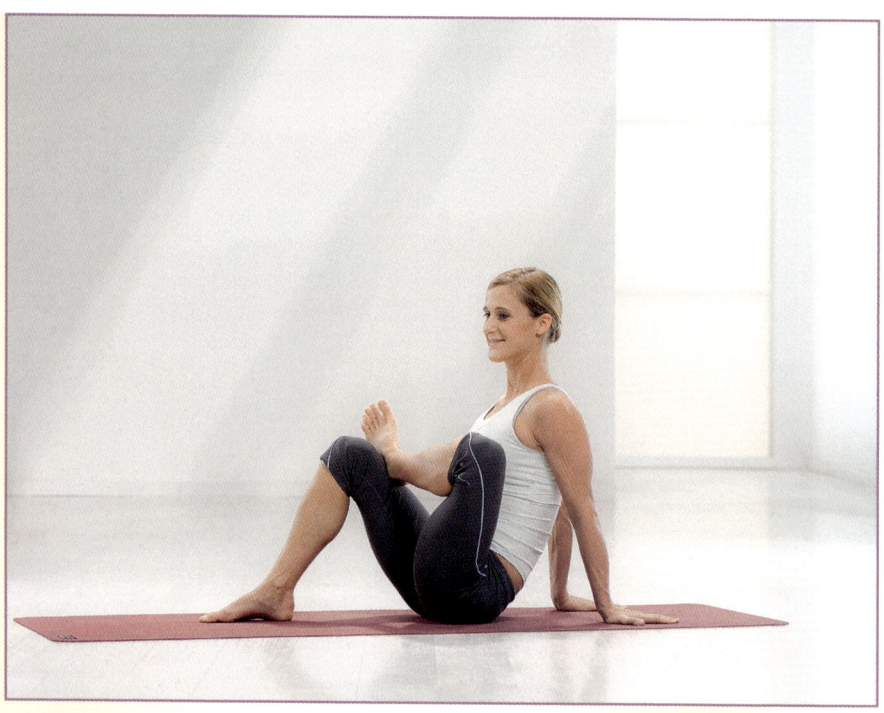

Gesäß/Oberschenkel

Im Sitz die Hände hinter dem Rücken abstützen und die Beine anwinkeln. Legen Sie einen Fuß auf den Oberschenkel in Knienähe. Beugen Sie das Sprunggelenk an und achten Sie darauf, dass die Außenbänder des Sprunggelenks nicht überdehnt werden. Mit der Ausatmung richten Sie die Hüfte auf und öffnen den Brustkorb. Sie spüren jetzt das Ziehen in der Pobacke und im äußeren Oberschenkel. Ziehen Sie zusätzlich den Standbeinfuß weiter heran. Das Ziehen wird stärker. Noch mehr? Dann wandern Sie mit den Händen ein Stück weit nach vorne, um so den geraden Rücken weiter in Richtung Fuß zu führen. Lassen Sie den Brustkorb dabei geöffnet.

DEHNEN

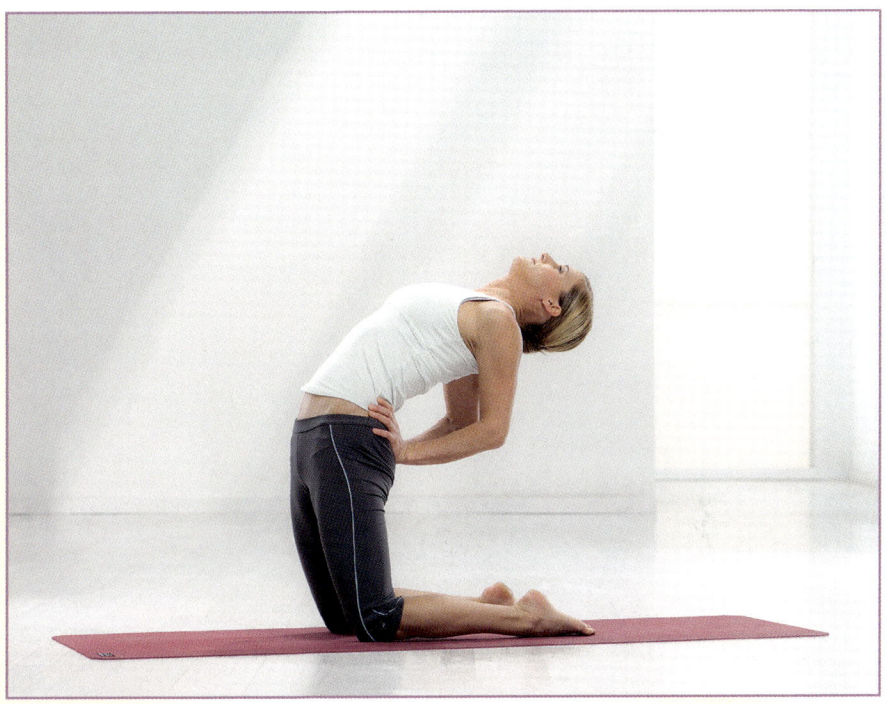

Hüftbereich

Legen Sie im Kniestand die Handflächen – mit den Daumen zur Lendenwirbelsäule gerichtet – auf Ihre Beckenknochen. Heben Sie das Brustbein nach vorne oben und ziehen Sie sich mit der Einatmung lang. Dann schieben Sie mit der Ausatmung die Schultern nach hinten, die Hüfte nach vorne und drücken die Ellbogen nach hinten zusammen. Den Kopf leicht nach hinten legen und den Hals öffnen. So beschreibt Ihr ganzer Körper einen Bogen, den Sie mit dem Gegendruck der Hände in der Hüfte noch verstärken können. Die Spannung spüren Sie vor allem in der Hüfte, aber auch im Brustkorb.

Zur Steigerung der Dehnung können Sie mit beiden Händen nacheinander zur Ferse greifen. Strecken Sie die Hüfte nach vorne und verlagern Sie Ihr Gewicht dabei nach vorne Richtung Knie. Die Dehnung spüren Sie in der Hüfte und in den vorderen Oberschenkeln.

die profi-dehnrunde

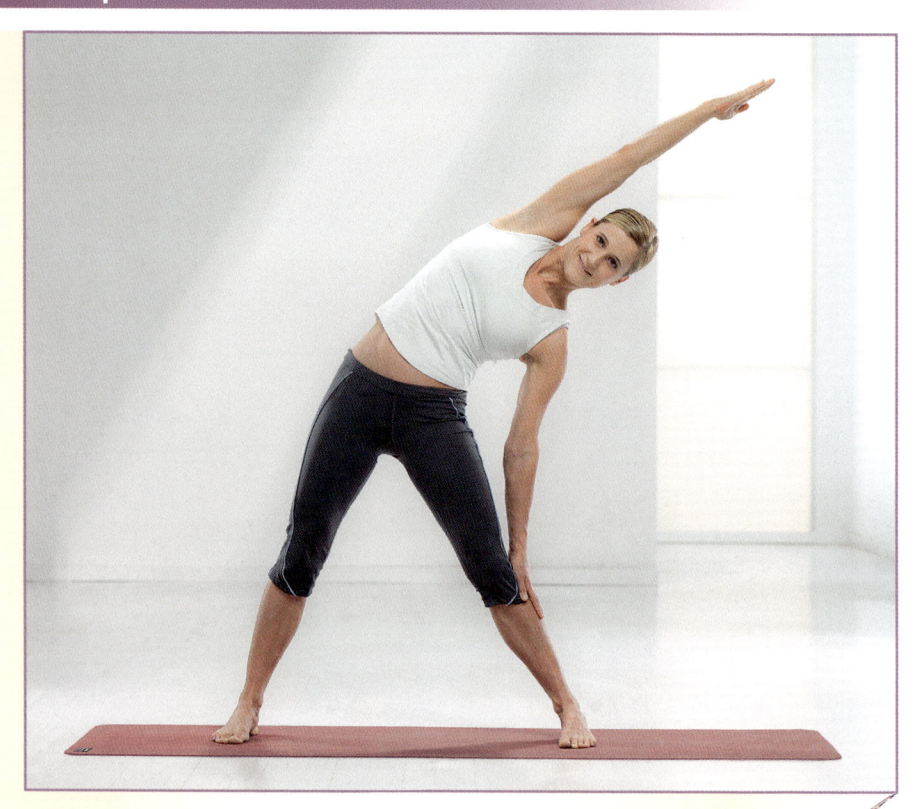

Seitlicher Rumpf

Grätschen Sie im Stand die Beine. Die Fußspitzen zeigen nach vorne. Strecken Sie mit der Einatmung den rechten Arm zur Decke und ziehen Sie sich lang. Der linke Arm liegt an der Seite des Körpers an. Beugen Sie sich ausatmend nach links und strecken Sie den rechten Arm über dem Kopf zur Seite. Die linke Hand rutscht dabei weiter herunter in Richtung Oberschenkel und Knie. Machen Sie sich lang zur Seite und lassen Sie die rechte Hüfte nicht nach vorne kippen. Sie können mit Ihrer linken Hand auch noch ein wenig mehr herunterrutschen. So wird die Dehnung im seitlichen Rumpf intensiver. Doch schieben Sie dabei immer die rechte Seite der Hüfte nach hinten, so bleibt Ihr Körper in einer Linie.

DEHNEN

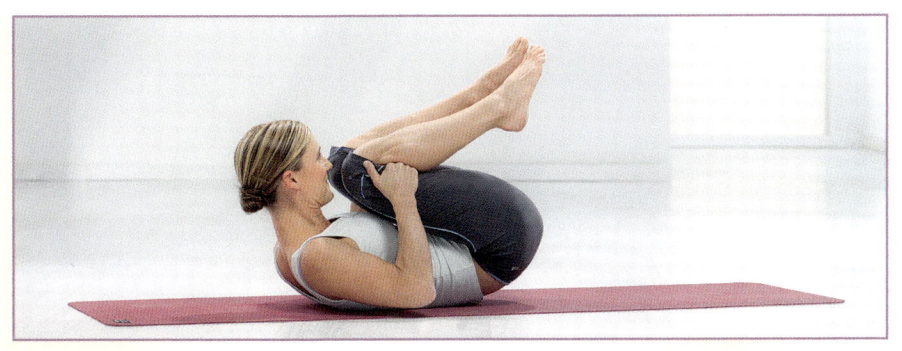

Rücken

Ziehen Sie die Beine zum Oberkörper. Mit den Händen in den Kniekehlen ziehen Sie die Beine noch weiter heran. Spüren Sie in den unteren Rücken hinein. Verstärken Sie das Dehngefühl über eine intensive Einatmung, heben Sie Ihren Kopf und ziehen Sie die Stirn in Richtung Knie. Sie können, so klein zusammengerollt, jetzt auch am Boden vor- und zurückrollen.

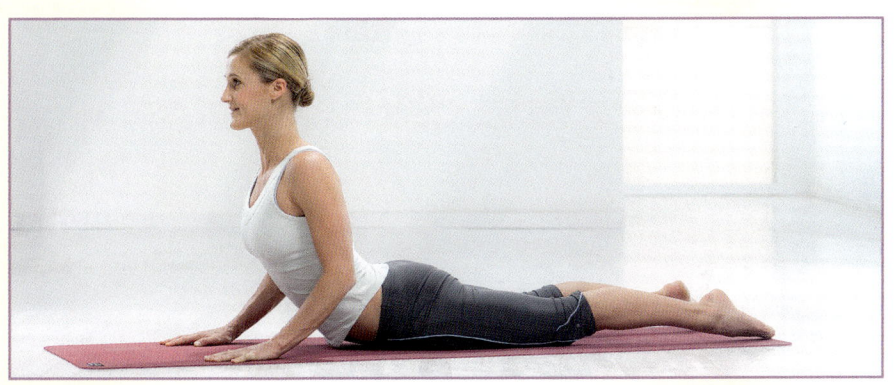

Bauchbereich

Geben Sie die Ellbogen unter die Schultern. Richten Sie sich auf, ohne die Halswirbelsäule zu überstrecken. Drücken Sie nun die Hände fest in den Boden und ziehen Sie sie nach hinten, während Sie den Brustkorb nach vorne schieben. Durch eine tiefe Einatmung verstärken Sie die Dehnung im Bauch. Natürlich spüren Sie auch die Kräftigung im oberen und unteren Rücken.

die profi-dehnrunde

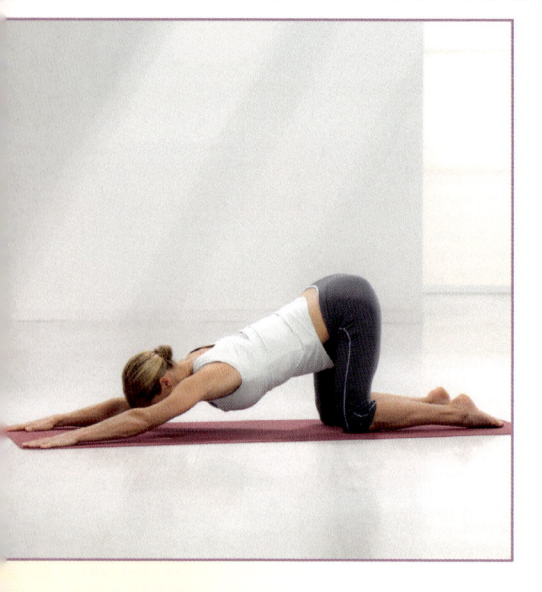

Brustbereich

Im Vierfüßlerstand stehen die Knie unter den Hüftgelenken, die Hände unter den Schultern. Nun wandern Sie mit den Händen nach vorne, bis Arme und Oberkörper gestreckt sind. Drücken Sie den Brustkorb mit der Ausatmung in Richtung Boden. Spüren Sie die Dehnung im Brustbereich. Eine Steigerung können Sie erreichen, wenn Sie den Brustkorb näher zu den Knien ziehen, dabei aber nicht die Nähe zum Boden verlieren. Der Blick ist nach vorne gerichtet, und die Halswirbelsäule ist leicht überstreckt.

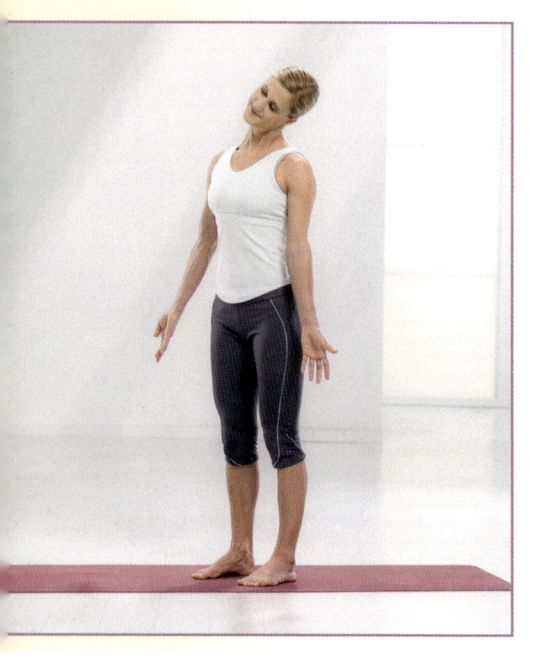

Halsbereich

Stehen oder sitzen Sie aufrecht. Ziehen Sie die Schultern nach hinten unten und rotieren Sie die Arme nach außen. Ziehen Sie das Kinn leicht in Richtung Hals. Nun das linke Ohr zur linken Schulter ziehen. Mit der Ausatmung führen Sie das Kinn im Halbkreis nach unten zur Mitte. Hier stoppen und einatmen, ohne die Dehnung zu vermindern. Dann wieder ausatmend mit dem Kinn im Halbkreis weiter nach oben wandern, bis das rechte Ohr zur rechten Schulter zeigt. Einatmen und dann wieder anfangen zurückzukreisen. Fühlen Sie die verschiedenen Muskelpartien ganz intensiv.

DEHNEN

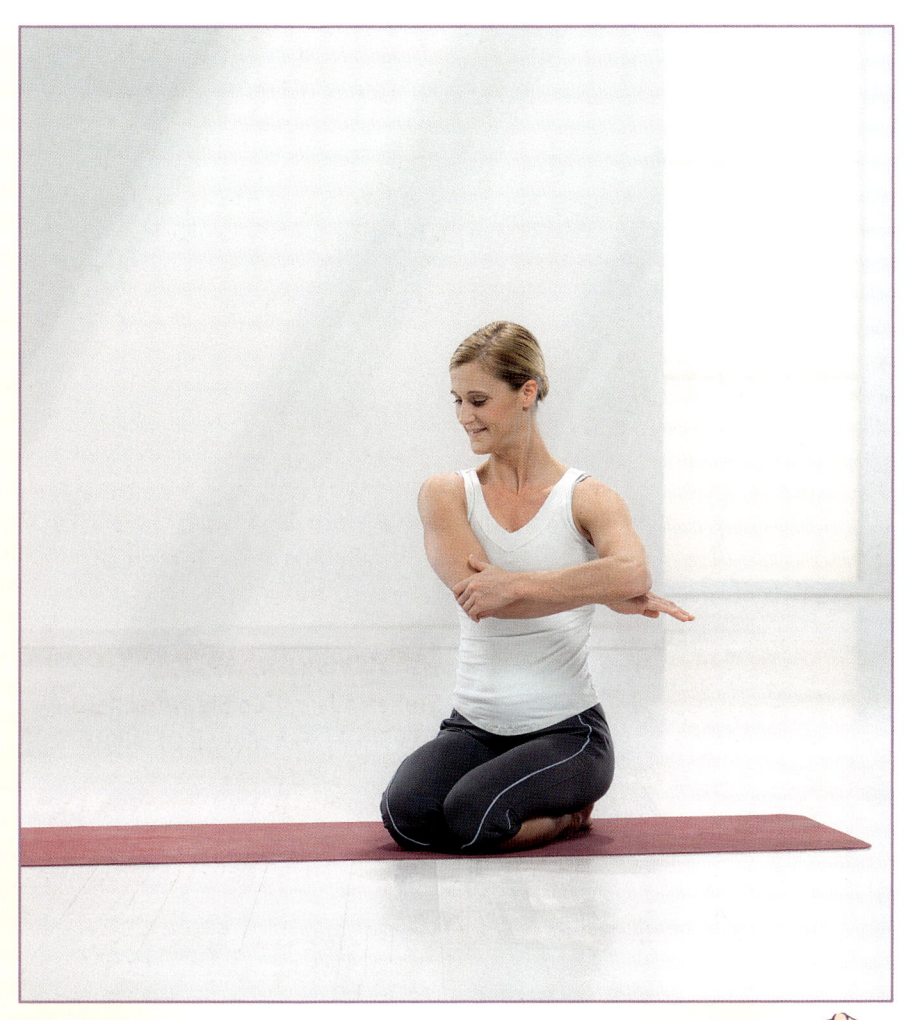

Schulterbereich

Stehen oder sitzen Sie aufrecht. Winkeln Sie den rechten Arm an. Geben Sie die linke Hand an den rechten Ellbogen. Ziehen Sie den Ellbogen zu sich heran und gleichzeitig nach links. Mit der Ausatmung ziehen Sie die Schultern nach unten. Und spüren Sie die Dehnung in der rechten Schulter.

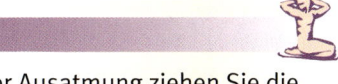

Impressum

3. Auflage

Originalausgabe
© 2010 by Wilhelm Heyne Verlag, München, in der Verlagsgruppe Random House GmbH
www.heyne.de

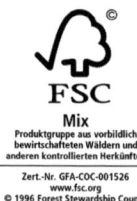

FSC Mix
Produktgruppe aus vorbildlich bewirtschafteten Wäldern und anderen kontrollierten Herkünften
Zert.-Nr. GFA-COC-001526
www.fsc.org
© 1996 Forest Stewardship Council

Verlagsgruppe Random House FSC®-DEU-0100
Das für dieses Buch verwendete FSC®-zertifizierte Papier
Hello Fat Matt 1,1 liefert Condat, Le Lardin Saint-Lazare, Frankreich.

Die Verwendung der Texte und Bilder, auch auszugsweise, ist ohne Zustimmung des Verlages urheberrechtswidrig und strafbar. Das gilt auch für Vervielfältigungen, Übersetzungen, Mikroverfilmungen und die Verbreitung mit elektronischen Sytemen.

Redaktion: Marion Grillparzer, Ernst Dahlke
Layout: Katharina Schweissguth, München
Coverdesign: Martina Eisele, Grafik-Design, München
Satz und Lithos: Buch-Werkstatt GmbH, Bad Aibling
Druck und Bindung: Druckerei Uhl, Radolfzell
Printed in Germany

ISBN: 978-3-453-17064-3

Haftungsausschluss

Die Ratschläge in diesem Buch sind sorgfältig erwogen und geprüft. Sie bieten jedoch keinen Ersatz für kompetenten medizinischen Rat. Alle Angaben in diesem Buch erfolgen daher ohne jegliche Gewährleistung oder Garantie seitens des Autors und des Verlages. Eine Haftung des Autors bzw. des Verlages und seiner Beauftragten für Personen-, Sach- und Vermögensschäden ist ausgeschlossen.

Bildnachweis

docstock: 26 u.; **Getty Images:** 4 (Eduardo Garcia), 10 (Photo Alto), 26 o. (Spike Walker), 36 (Luc/Stock4B), 64 (Barry Lee), 82 (Dave King); **imago:** 24 (Eisend), 42 (Cityfiles), 44 (Köhn), 47 (Alfred Harder), 50 (Chai v. d. Laage), 62 (Eisend); **iStockphoto:** 12, 19, 30, 54, 81; **jump fotoagentur:** 58 (Martina Sandkühler); **NASA:** 34; **panthermedia:** 28 (Rene Kamper), 48 (Andreas Rodriguez), 68 (Fabrice Michandeau), 74 (Elena Elisseeva); **Timm, Michael:** 46; **Marcel Werber:** 15, 88, 90,91, 92, 96, 97, 98–169.

Sachregister

A
ACTH (Kreativitätshormon) 61, 63
Adrenalin 49, 63
Aminosäuren 21, 41, 68ff., 73
Anaerober Stoffwechsel 27, 49
Anti-Aging 28ff.
Arginin 74
Arme 57, 110ff., 114ff., 118ff., 134f.
ADP 76f.
Atmung 88f., 96
ATP 27, 44, 76f.
Ausdauertraining 21, 27, 35, 38, 51, 54, 71

B
Bauch 57, 98ff., 102ff., 110ff., 114ff., 132f., 134f., 142f., 144f., 148f., 154, 167
Beine 18, 19, 57, 98ff., 144f.
Beta-Endorphin 63
Blutdruck 39, 60
Body-Mass-Index (BMI) 51, 52ff.
Brain-Derived Neurotrophic Factor (BDNF) 33
Brust 118ff., 152f., 168

C
Carnitin 79f.
CLA (konjugierte Linolsäure) 79
Cortisol 63, 79

D
Dehnen 93, 156ff.
Dehnübungen 160ff.
Demenz 15, 33, 36, 37
Depressionen 33, 37, 41, 61
Diabetes 15, 33, 37, 39, 41, 56, 60
Dynamisches Training 86

E
Eisen 66
Eiweiß 21, 43, 51, 55, 61, 66ff.
Eiweißpulver 66, 70, 73
Eiweißsynthese 69, 70, 80
Eiweiß-Timing 71
Elastin 40, 56
Endorphine 61
Energie 13ff., 22ff., 31, 44, 54
Energiebilanz 22
Entzündungshemmer 40

F
Ferritin 75
Fett 18, 20, 33, 40, 43ff., 53f., 59, 65, 66, 77
Fettsäuren 27, 56, 66
Fettstoffwechseltraining 46
Fettverbrennung 15, 27, 40ff., 56, 64ff., 79
Fettverbrennungsenzyme 21, 42, 45, 49, 54
Fisch 65, 66

G
Gedanken, Kraft der 23, 25, 56

Gleichgewichts-
training 84f.,
122ff., 135
Glutamin 41, 73f.
Grundumsatz 22

H
Hals 168
Herzinfarkt 15, 35,
39, 40, 57, 63
HGH (Wachstums-
hormon) 15, 49,
58f.
Hormone 15, 58ff.
Hüfte 110ff., 118ff.,
132f., 136f., 142f.,
144f., 150f., 165

I
IGF-1 (Molekül im
Muskel) 35
Immunsystem 36,
37, 40f., 63, 69
Insulin 70
Interleukin-6 (IL-6)
37, 40, 55f.
Interleukin-15 40,
55
Intermediärfasern
27

K
Kapillaren 21
Kniebeugen 18, 19,
114ff.

Knochenstärke 38
Kohlenhydrate 43,
45, 46, 49, 54, 64,
65, 66, 70, 72,
77
Kohlenhydrat-
speicher 46, 49,
72
Kollagen 40, 56
Koordination,
inter-/intramus-
kuläre 85
Kopfschmerzen 39,
41
Körpergewicht 18,
52f.
Kraft, relative 83
Kraftausdauer 21,
72, 83
Krafttraining 25,
27, 35, 38, 49, 51,
59, 60, 63, 71,
85
Krebs 15, 37, 40

L
Leistungsumsatz
22
Leucin 80
Libido 60, 61
Licht 64f.

M
Magnesium 21, 51,
66, 76

Marathonlauf 27,
44, 47, 83
Maximalkraft
83
Metabolic Power
42, 64ff.
Mitochondrien 20,
27, 43, 47, 54,
76
Muskeleiweiß-
speicher 69
Muskelfasern 21,
26f., 83
Muskelleistung
31ff.
Muskelmasse 18,
42, 59, 79
Muskelschwund
*siehe Sarko-
penie*
Muskeltraining
20ff., 35, 41, 43,
59, 90ff.
Myoglobin 21, 27,
75

N
Nachbrenneffekt
49
Nacken 39, 57,
98ff., 138f.
Noradrenalin 61,
63
Nüsse 65, 66,
77

SACHREGISTER

O
Oberschenkel 56, 57, 114ff., 132f., 136f., 146f., 161ff.
Oliven 65, 66
Omega-3-Fettsäuren 66, 78f.
Osteoporose 37, 38, 39, 41

P
Phosphor 66, 76f.
Phytoecdysteroide 78
Po 57, 106ff., 114ff., 128f., 136f., 146f., 150f., 164

R
Respiratorischer Quotient 45
Rücken 41, 57, 87, 98ff., 102ff., 106ff., 110ff., 114ff., 118ff., 128f., 130f., 136f., 138f., 140f., 142f., 144f., 150, 152f., 154f., 167
Rumpf 106ff., 140f., 166

S
Sarkopenie 33ff., 41
Sauerstoff 45, 47, 65, 75
Schienbein 161
Schlaganfall 35, 40, 63
Schnellkraft 83, 86
Schultern 57, 98ff., 102ff., 110ff., 114ff., 118ff., 128f., 130f., 134f., 138f., 140f., 148f., 150f., 152f., 154f., 169
Selen 66
Serotonin 15, 61
Spinat 67, 78
Spiroergometrie 45
Sprinten 27, 29
Statisches Training 86
Stresshormone 63

T
Testosteron 15, 58, 60f.
Tumor-Nekrose-Faktor (TNF) 37

U
Übungen zur Muskelstärkung 98ff.
– dynamische 129, 130f., 134f., 136f., 142f., 145, 146f., 150f., 152f., 154f.
– im Liegen 128ff.
– im Sitzen 138ff.
– im Stehen 146ff.
– statische 128, 138ff., 144, 147, 148ff., 151

W
Wade 114ff., 146f., 160
Wasser 45, 66, 80

Y
Yoga 51, 85, 87f.

Z
Zellulite 56
Zucker 44ff., 65

die enzymrevolution im kochtopf

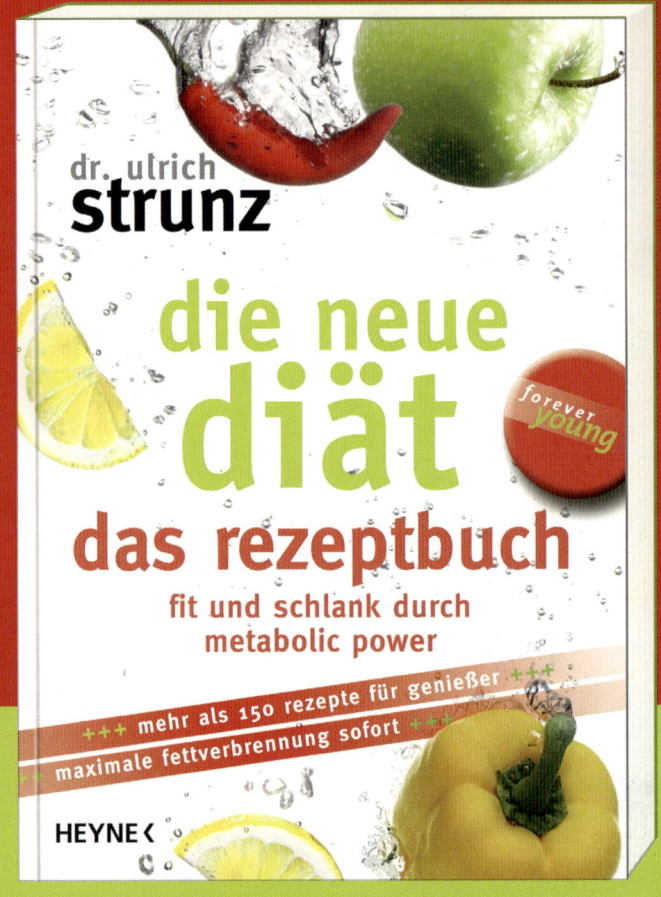

dr. ulrich strunz

die neue diät

forever young

das rezeptbuch

fit und schlank durch metabolic power

+++ mehr als 150 rezepte für genießer +++
maximale fettverbrennung sofort

HEYNE

ISBN 978-3-453-16405-5

Leseprobe unter www.heyne.de

HEYNE